어디든 세워두고 **30**초만 따라 하세요!

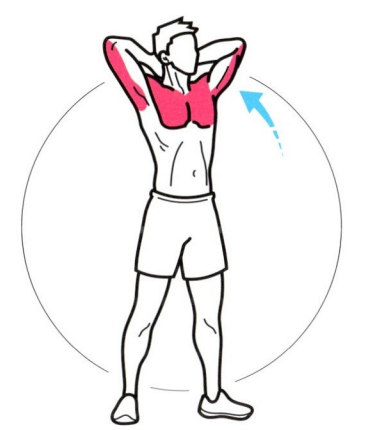

탁상용
스트레칭북

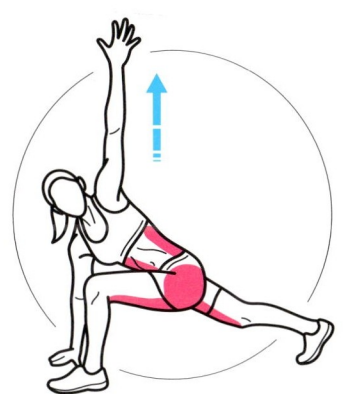

개정판 PHYSICAL GALLERY

브레이니 피트니스 랩 지음
피지컬갤러리 의학전문가 그룹 감수

▶ **300만 구독자 유튜브 채널**

시간과공간사

감수의 글

스트레칭은 좌식생활에서 비롯되는 통증을 해소하는 데 도움이 됩니다

　우리가 일상생활에서 겪을 수 있는 대부분의 통증은 사실 장시간 앉아서 생활하는 좌식생활에서 비롯됩니다. 예를 들면, 장시간 앉아 있으면 장요근이라는 근육과 대퇴이두근이라는 근육이 뭉치게 되는데, 이는 곧 강력한 허리 통증을 유발하는 주원인입니다.
　그런 통증들은 근본적인 원인을 해소하는 것이 중요한데요, 이를 위해서는 꾸준한 운동과 스트레칭이 필요합니다. 꾸준한 운동과 스트레칭 둘 중 하나만 선택해야 한다면 저는 스트레칭에 조금 더 힘을 실어주고 싶습니다. 우선 주기적으로 스트레칭만 해주어도 허리디스크와 관절, 인대 등에 영양 공급이 수월하게 이루어질 뿐만 아니라, 좌식생활의 모든 폐해로부터 충분히 벗어날 수 있기 때문입니다.
　이렇듯 스트레칭은 우리 삶에 굉장히 중요하고 건강을 유지하는 데 유익하며 다들 그 중요성을 인지하고 있으나 가장 큰 문제는 일상적으로 실천하지 못한다는 것입니다.
　그런 면에서 이번에 출시된 《탁상용 스트레칭북》은 책상 위든 어디든 세워두고 따라 할 수 있는 책이라는 점이 가장 큰 장점입니다. 가정에서, 혹은 사무실에서 식탁 위나 책상 위에 세워두고 쉽게 따라 하도록 만들었습니다. 특히 사무실에서 종일 앉아서 근무하는 직장인들의 경우, 몸이 뻐근하다 싶으면 언제든 이 탁상용 책을 보면서 스트레칭하면 좋습니다. 단 30초만 스트레칭을 해주어도 몸의 근육이 풀리는 것을 느낄 것입니다.

이 책은 모든 스트레칭 동작이 그림으로 자세히 그려져 있어서 누구나 쉽게 따라 할 수 있을 뿐만 아니라, 스트레칭되는 부위가 색깔로 표시되어 있어서 좀 더 정확한 스트레칭을 보다 체계적으로 수행하는 데 도움이 될 것입니다.

부디 이 책이 독자 여러분에게 좌식생활로 인한 통증을 해소하는 데 조금이나마 도움이 되길 바라며 여러분이 건강하고 행복한 삶을 살아나가기를 소망합니다.

피지컬갤러리 의학전문가 그룹

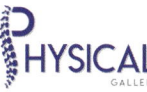

차례

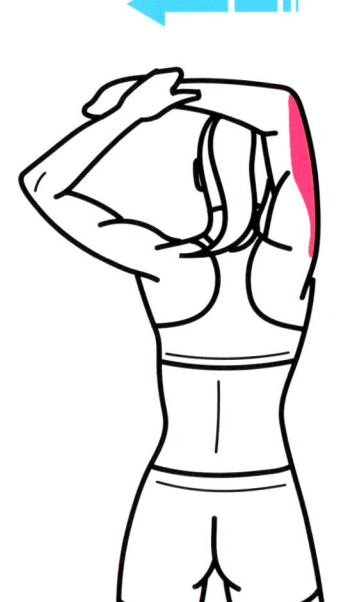

2 감수의 글

스트레칭은 좌식생활에서 비롯되는 통증을 해소하는 데 도움이 됩니다 피지컬갤러리 의학전문가 그룹

제1부 건강을 지키는 쉬운 방법: **어디든 세워두고 30초만 따라 하세요**

12 왜 스트레칭이 중요할까요?
13 스트레칭에 대한 바른 이해
14 스트레칭의 시간과 횟수
15 적절한 호흡법
17 어디서부터 어떻게 시작할까요?

제2부 **부위별 스트레칭**

제1장 상체
21 #01 4가지 목운동: 목 좌우, 앞뒤 늘이기
22 #02 목: 등 뒤에서 손목 당기기
23 #03 팔목(전완근): 서서 손끝 당기기
24 #04 팔목(전완근): 무릎 꿇고 앉아 손바닥 붙이기
25 #05 어깨: 가슴을 가로질러 팔 당기기

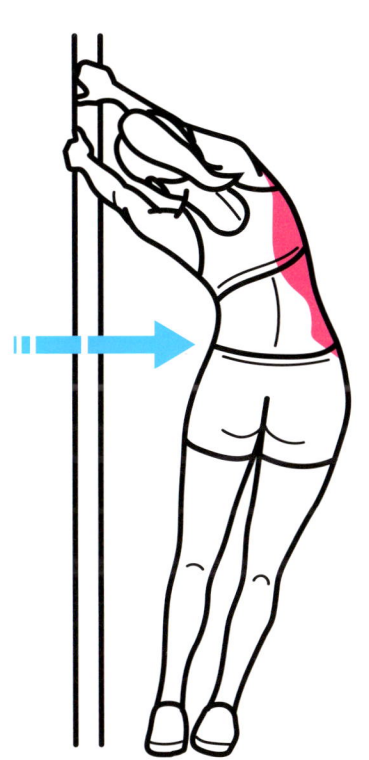

26 #06 어깨: 덤벨 잡고 돌리기
27 #07 어깨: 봉을 가로로 잡고 뒤로 젖히기
28 #08 어깨, 팔(삼두근): 등 뒤에서 수건 잡고 위아래로 당기기
29 #09 팔(삼두근): 머리 뒤에서 한쪽 팔 잡아당기기
30 #10 가슴, 팔(삼두근): 두 손 깍지 낀 채 뒤로 젖히기
31 #11 가슴, 팔(이두근): 두 팔 뒤로 당기기
32 #12 가슴, 팔(이두근): 한 손으로 기둥 잡고 몸통 돌리기
33 #13 가슴, 팔(이두근): 뒤로 탁자 짚고 앉기
34 #14 가슴, 팔(이두근): 손으로 벽 밀며 상체 굽히기
35 #15 등, 광배근: 팔을 쭉 펴면서 상체 굽히기
36 #16 등: 의자에 앉아 다리 벌려 상체 숙이기
37 #17 등, 광배근: 기둥 잡고 엉덩이 뒤로 밀기
38 #18 등, 광배근: 기둥 잡고 엉덩이 옆으로 밀기
39 #19 등: 손 짚고 등을 아치형 만들기(고양이 자세)
40 #20 등: 어깨 물구나무서기
41 #21 등, 다리: 누워서 머리 위로 다리 넘기기(쟁기 자세)

제2장 복부

43 #22 복부, 엉덩이: 손 짚고 배를 아치형 만들기(소 자세)
44 #23 복부: 바닥에 엎드려 상체 일으키기(코브라 자세)
45 #24 복부, 전신 앞쪽: 무릎 짚고 상체 뒤로 젖히기(낙타 자세)
46 #25 복부, 전신 앞쪽: 엎드려 뒷다리 잡아 올리기(활 자세)

47 #26 복부: 몸 뒤로 젖혀 벽 짚기
48 #27 전신: 다리 벌려 만세 하기
49 #28 옆구리: 팔 올려 좌우로 몸통 굽히기
50 #29 옆구리: 다리 꼬아서 좌우로 몸통 굽히기
51 #30 옆구리: 한쪽 다리 굽혀 팔 뻗기(삼각 자세)
52 #31 옆구리: 어깨 뒤에서 봉 잡고 좌우로 돌리기
53 #32 옆구리, 허벅지 안쪽: 무릎 밀며 다리 비틀기
54 #33 옆구리, 엉덩이: 무릎 접어 몸통 돌리기
55 #34 옆구리, 엉덩이: 누워서 반대편으로 다리 넘기기

제3장 하체

57 #35 엉덩이, 골반: 쪼그려 앉아 무릎 밀기(스쿼트 자세)
58 #36 엉덩이, 허벅지 안쪽: 한쪽으로 쪼그려 앉기(사이드 런지)
59 #37 엉덩이, 허벅지 안쪽, 등: 발 모아 앉아 몸 숙이기(나비 자세)
60 #38 엉덩이, 전신: 무릎 꿇고 엎드리기(아기 자세)
61 #39 엉덩이, 허벅지 앞쪽: 한쪽 다리 내밀어 무릎 굽히기(포워드 런지)
62 #40 엉덩이, 허벅지 안쪽: 앉아서 한쪽 다리 뒤로 뻗기(비둘기 자세)
63 #41 엉덩이, 허벅지 뒤쪽: 누워서 한쪽 허벅지 당기기
64 #42 엉덩이, 옆구리, 허벅지: 런지 자세에서 몸 회전하기
65 #43 엉덩이, 골반: 의자에 앉아 다리 접고 몸 숙이기
66 #44 엉덩이, 골반: 기둥 잡고 좌우로 다리 흔들기
67 #45 하체, 등: 다리 벌리고 앉아 엎드리기

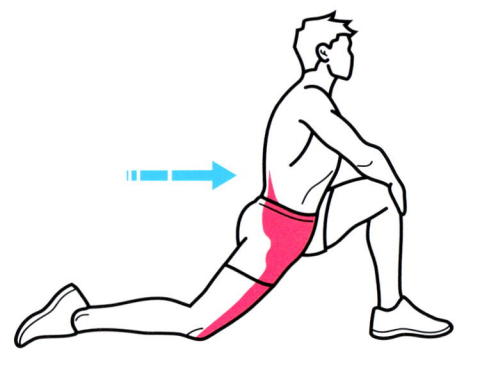

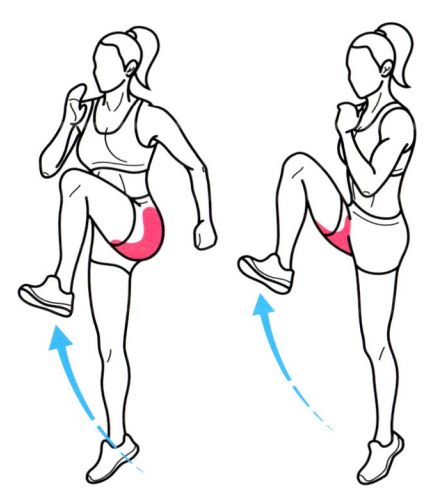

- 68 #46 허벅지 앞쪽: 한쪽 발 뒤로 당기기
- 69 #47 허벅지 앞쪽: 런지 자세에서 뒷다리 잡아당기기
- 70 #48 허벅지 앞쪽: 벤치에 한쪽 다리 걸치기
- 71 #49 허벅지 앞쪽: 누워서 옆으로 다리 접기
- 72 #50 허벅지 뒤쪽, 엉덩이: 다리 높이 들며 걷기
- 73 #51 허벅지 뒤쪽, 엉덩이: 누워서 다리 당기기
- 74 #52 허벅지: 기둥 잡고 앞뒤로 다리 흔들기
- 75 #53 허벅지 뒤쪽, 등: 선 자세에서 상체 접기
- 76 #54 허벅지 뒤쪽, 등: 상체 접어 두 손 위로 뻗기
- 77 #55 허벅지 뒤쪽: 한쪽 다리 펴서 발끝 잡기
- 78 #56 허벅지 뒤쪽, 엉덩이: 발뒤꿈치 누르며 다리 뻗기
- 79 #57 종아리: 발판 위에 발 올리기
- 80 #58 종아리: 런지 자세로 벽 밀기
- 81 #59 발목: 서서 발목 돌리기
- 82 #60 발목, 정강이: 앉아서 한쪽 무릎 들기

제3부 테마별 스트레칭 프로그램

- 85 1. 어깨 결림 해소
- 86 2. 요통 해소
- 87 3. 다리 부기, 냉증 개선

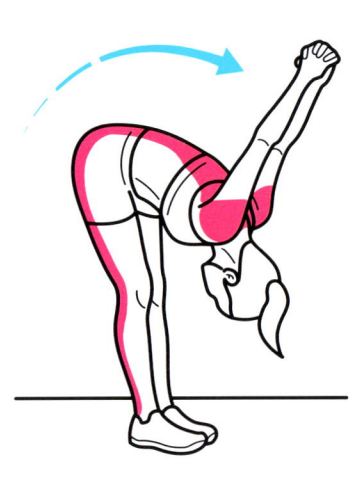

88	4. 구부정한 등, 자세 개선
89	5. 대사 향상
90	6. 생리통 완화
91	7. 변비 개선
92	8. 만성피로 개선
93	9. 피로한 다리 풀기 Ⅰ
94	10. 피로한 다리 풀기 Ⅱ
95	11. 숙면 유도하기
96	12. 소화불량 개선
97	13. 허리 디스크 개선 Ⅰ
98	14. 허리 디스크 개선 Ⅱ
99	15. 식곤증 해소
100	16. 아침 기상 직후
101	17. 허리 건강 지키기
102	18. 운동 전후 Ⅰ
103	19. 운동 전후 Ⅱ

105 **부록**

한눈에 여러 동작 보기

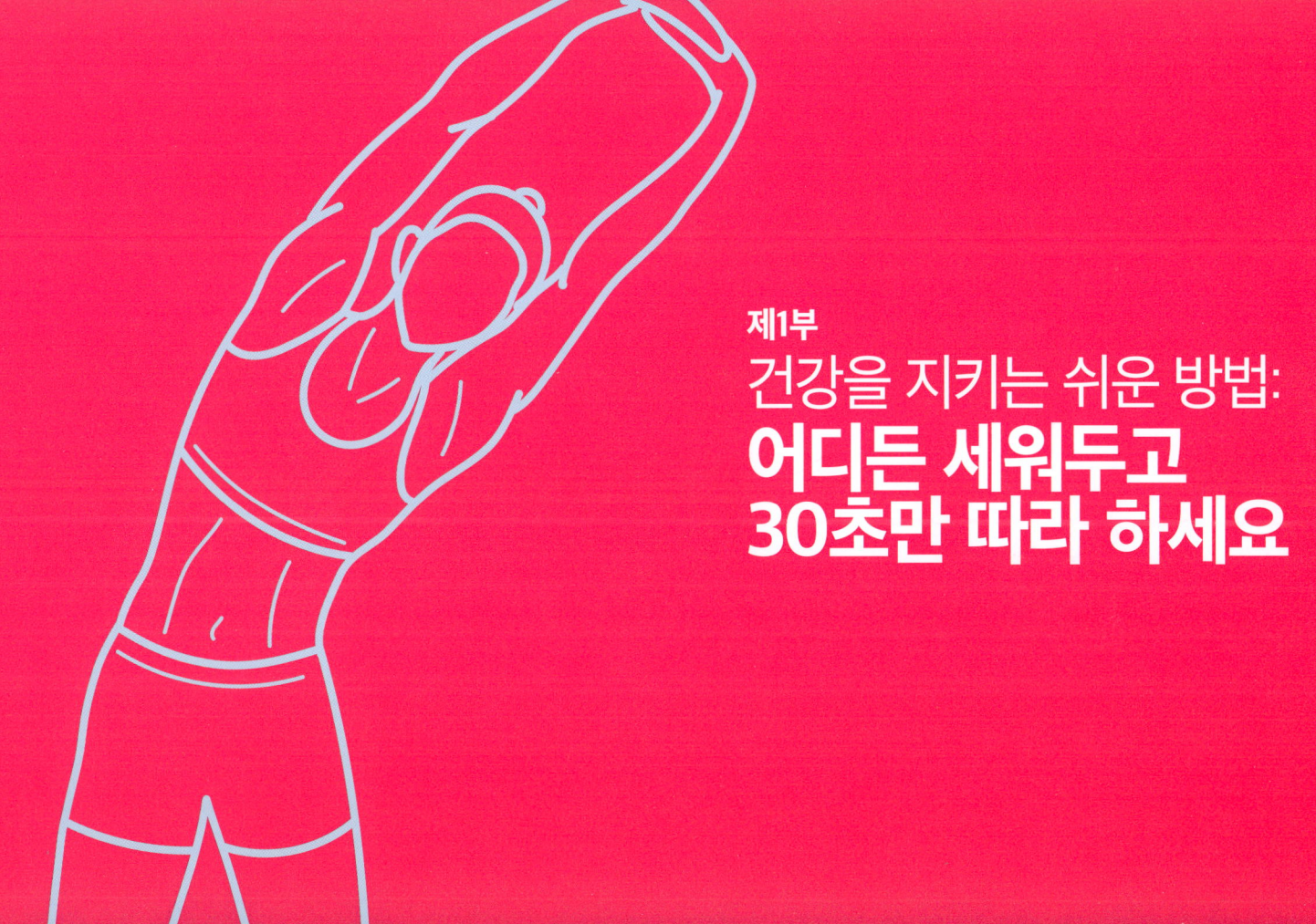

제1부
건강을 지키는 쉬운 방법:
**어디든 세워두고
30초만 따라 하세요**

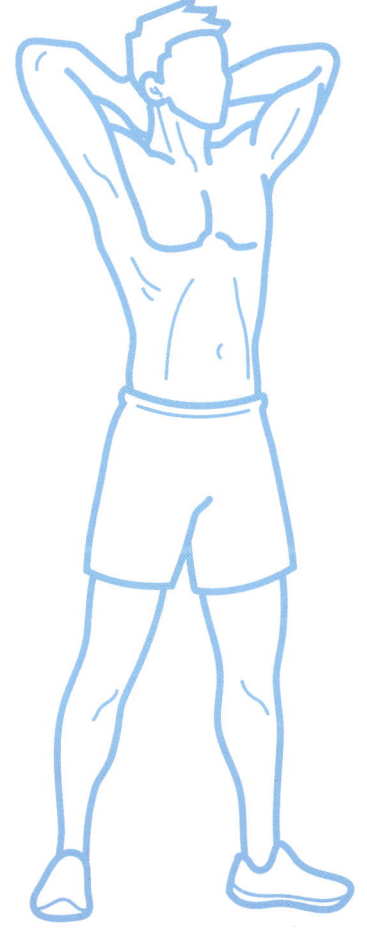

　운동 하면 여러분은 뭐가 떠오르나요? 근력 운동, 유산소 운동만 떠올리는 분들이 많을 것입니다. 그러나 그것보다 더 중요한 운동은 어쩌면 스트레칭일 수 있습니다.

　사실 아무리 운동을 열심히 해줘도, 유연성이 부족하면 올바른 자세를 제대로 수행하지 못하게 되면서 운동 효율이 떨어질 뿐만 아니라, 오히려 좋지 않은 영향을 줄 수 있습니다. 특히 건강을 위해, 혹은 살을 빼기 위해 운동을 시작한 사람 중에는 스트레칭 시간이 낭비 같고 아까워하는 사람도 있을 수 있습니다.

　"스트레칭할 시간 있으면 차라리 10분 더 뛰겠다" "스트레칭보다는 바벨이라도 하나 더 들어야 칼로리가 소모되지 않을까?"라면서요.

　그러나 오히려 어떤 운동을 하든, 그 효율을 극대화하려면 반드시 스트레칭을 해주는 게 좋습니다.

왜 스트레칭이 중요할까요?

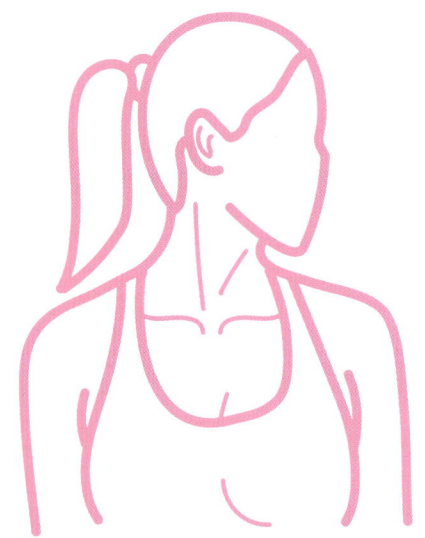

　왜 스트레칭을 해야 하는지 좀 더 자세히 살펴보겠습니다. 첫째 스트레칭은 운동 전 스트레칭과 운동 후 스트레칭으로 구분할 수 있는데요. 운동 전 스트레칭은 부상을 예방하고 근육에 예열 효과를 줘서 운동 퍼포먼스에 좋은 영향을 주게 됩니다.

　예를 들어, 하루 종일 의자에 앉아서 생활하시는 분들은 허벅지 뒤쪽 근육부터 허리 근육까지 전부 뻣뻣해져 있는 경우가 많은데요. 이런 경우 남들과 똑같은 운동을 하게 되면 근육이 제대로 움직여지지 않아서 허리 인대와 디스크에 엄청난 스트레스를 줄 수 있게 됩니다.

　이외에도 근육에 불균형이 있거나 체형이 틀어진 분들은 어떤 운동을 하든, 비교적 인대와 관절에 많은 스트레스를 줄 수 있는데요. 이때 스트레칭을 해서 근육의 움직임을 정상적으로 만들어준 다음, 운동을 해주게 되면 그런 스트레스를 최소한으로 줄여주는 장점이 있죠.

　그리고 운동 후 스트레칭의 경우, 몇몇 연구에 따르면 오히려 근육을 손상시키고 부상 위험을 늘려줄 수 있다는 연구 결과가 있는데요, 이는 부분적으로는 맞지만 사실 아주 격렬한 운동을 하는 운동선수가 아니라면 오히려 운동 후 스트레칭은 근육의 과도한 긴장을 줄여주고 뇌에 휴식을 시작한다는 자극을 줌으로써 몸이 더욱 빠르게 회복하는 데 매우 긍정적인 영향을 크게 미칩니다. 그래서 많은 경우, 운동 후 스트레칭을 해주면 더 많은 부위를 좀 더 빠른 속도로 회복할 수 있게 되는 것이죠.

스트레칭에 대한 바른 이해

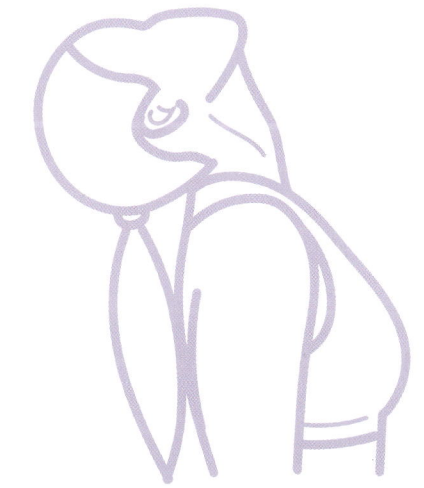

그렇다면 스트레칭은 언제 어떻게 하는 것이 좋을까요?

우선 스트레칭은 정적 스트레칭과 동적 스트레칭으로 분류할 수 있는데요. 정적 스트레칭은 쉽게 말해서 근육을 늘려준 상태로 6초 이상 가만히 유지하는 스트레칭을 의미하고, 동적 스트레칭은 우리가 흔히 알고 있는 워밍업, 즉 움직이면서 몸을 풀어주는 스트레칭을 의미합니다. 그런데 정적 스트레칭의 경우 운동 전에 해주게 되면 몸은 이제부터 쉬는 시간이라고 인식하기 때문에 운동 집중도 떨어질 뿐만 아니라, 운동 수행 능력도 떨어지게 됩니다.

그래서 운동 전에는 동적 스트레칭을 해주는 게 좋고, 운동 후에는 근육의 긴장도를 줄이고 회복 속도를 높이기 위해서 정적 스트레칭을 해주는 게 좋습니다.

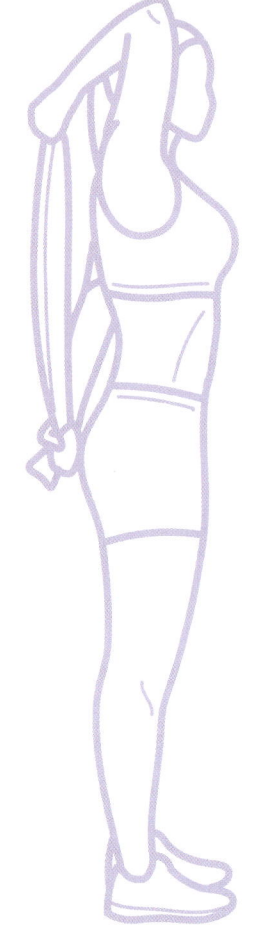

　추가로 정적 스트레칭은 잠자기 직전에 해주는 것도 좋은데요, 잠들기 직전의 스트레칭은 신경근육에 작용해 신경계에 근육이 늘어났음을 각인하는 역할을 해서 수면 직전에 스트레칭을 해주면 보다 효과적으로 유연성을 늘려줄 수 있겠죠.

스트레칭의 시간과 횟수

　스트레칭 프로그램을 짤 때 중요한 것은 근육의 균형을 생각하는 것입니다. 운동선수가 아닌 이상 매일 똑같은 운동을 하는 경우는 거의 없습니다. 스트레칭도 마찬가지로, 매번 똑같이 할 필요가 없습니다.
　이 책에서 소개하는 정적 스트레칭의 경우, 근육이 늘어나는 최소한의 시간을 10초로 보는 것이 일반적입니다. 근육 안에 위치한 신경기관인 골지건기관은 근육의 긴장도를 감지해서 근육이 과도하게 늘어나는 경우를 대비해 반사적으로 근육 수축을 유도하는 기관입니다. 즉, 근육이 늘어나는 순간 자연스럽게 근육이 수축하게 된다는 뜻이죠. 그리고 이러한 수축은 6초 정도 유지되기 때문에, 실질적으로 근육이 늘어나는 순간은 6초 이후부터라고 볼 수 있습니다.

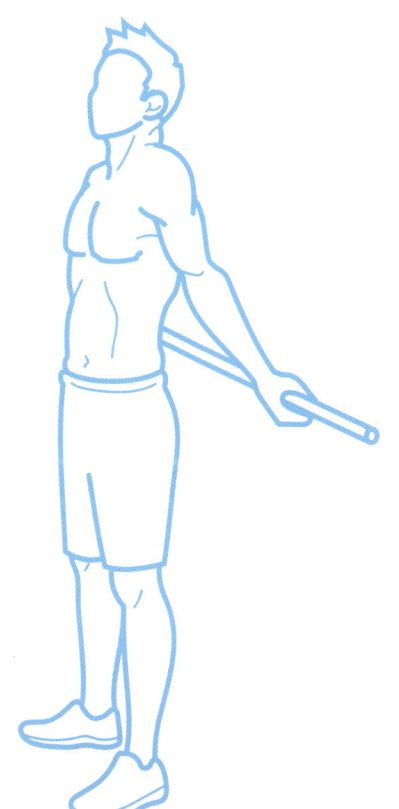

　그래서 기본적으로 스트레칭의 효과를 보려면 최소한 10초 이상은 지속해주는 게 좋고, 일반적으로는 20초에서 30초 정도 유지하기를 권장합니다. 본문 제2부 부위별 스트레칭에서 동작당 수행 시간이 나와 있으니 참고하기 바랍니다. 또 정적 스트레칭을 할 때는 반동을 주지 않는 것이 안전합니다. 반동을 주면 앞서 말했던 골지건기관이 작동해서 오히려 근육이 수축만 하고 제대로 된 근육 이완효과는 거의 볼 수 없기 때문입니다.

　그리고 스트레칭하는 동안 근육이 당겨지는 느낌이 드는 것은 당연하지만, 통증이 느껴진다면 잘못하고 있는 것입니다. 특히 스트레칭하고자 하는 부위와 동떨어진 부위가 아프다면, 꼭 병원에 가서 전문가의 진단을 받아보길 바랍니다. 예를 들면, 어깨 스트레칭을 하는데 목 통증이 나타난다면 그 스트레칭은 반드시 피하는 게 좋고, 통증이 전혀 없는 부위를 스트레칭해주는 게 좋습니다.

적절한 호흡법

　스트레칭할 때 숨을 쉬지 않거나 호흡을 대수롭지 않게 여기는 사람들이 많습니다. 그러나 적절한 호흡은 유연성을 높이는 데 아주 중요합니다. 특히 과호흡 혹은 흉식호흡은 오

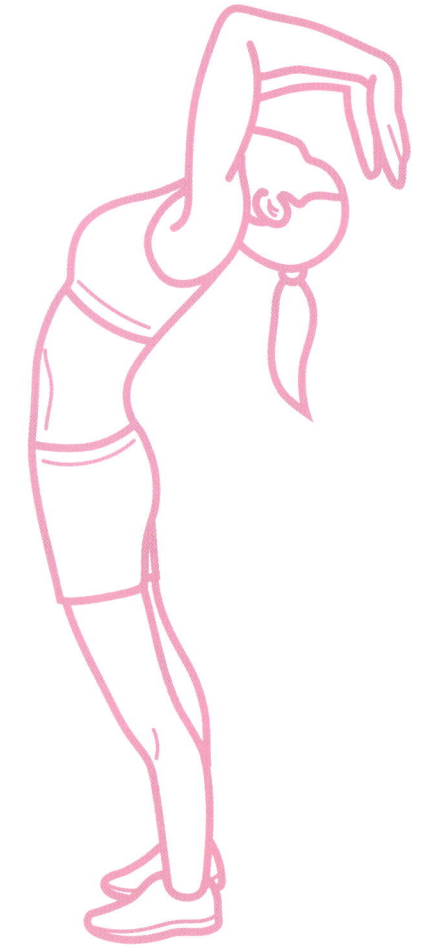

히려 몸의 긴장도를 높여서 굉장히 해롭습니다. 다만 본문에서는 호흡법을 따로 언급하지 않았는데요, 기본적으로 스트레칭은 복식호흡을 하면서 해주는 게 좋습니다. 호흡법에 대해서는 여기서 설명하는 것을 참조해 모든 스트레칭에 적용하십시오.

    일단 호흡에 대해 제대로 이해하고 있는지 확인해보겠습니다. 숨을 깊이 들이쉬고 내쉴 때 어깨가 올라가고 가슴이 팽창하며 허리가 수축된다면… 어떨까요? 바른 것일까요, 틀린 것일까요? 네, 이것은 잘못된 호흡법입니다. 가슴으로 숨을 쉴 때 이런 현상이 나타나는데요, 이는 목과 어깨 근육을 긴장시키는 좋지 않은 방식입니다. 그럼 어떻게 호흡해야 할까요?

    기본적으로는 코로 깊숙이 들이마시고 입으로 천천히 뱉는 것이 좋습니다. 숨을 들이마실 때 가급적 배를 내밀어 신선한 공기를 받아들일 공간을 많이 확보해야 하고, 숨을 내쉴 때는 배를 안으로 들이밀어 몸속 이산화탄소를 밖으로 충분히 배출해야 합니다. 물론 이때, 배를 억지로 내미는 게 아니라 자연스럽게 숨을 들이쉬면서 공기가 배를 밀어낸다고 상상하면서 해주는 게 좋겠죠. 이렇게 복식호흡을 해주게 되면 배가 팽창과 수축을 반복하게 됩니다.

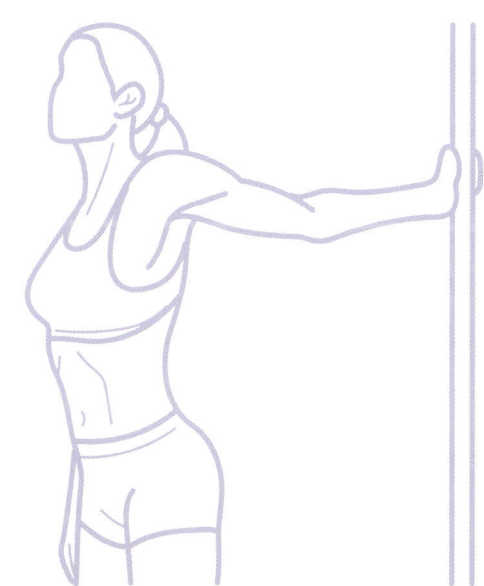

어디서부터 어떻게 시작할까요?

　스트레칭할 때마다 모든 근육을 풀어주어야 한다면, 온몸이 근육으로 뒤덮인 사람은 얼마나 부담스러울까요? 생각만 해도 하기가 싫어질 것입니다.
　굳이 온몸의 근육을 풀어줄 필요가 없습니다. 일반적으로 뻑뻑하지 않고 활동하는 데 별 문제가 없는 근육이라면 반드시 스트레칭할 필요는 없습니다. 또 스트레칭을 행한 뒤 그 근육이 당기지 않는다면 그 부위는 유연성이 충분하다는 의미로, 스트레칭의 빈도를 줄이거나, 더 강한 강도로 스트레칭을 해주면 됩니다.
　나아가 어느 근육이 뻑뻑하고 어느 근육이 부드럽다고 느낄 수 있게 되었다면 그때부터는 몸의 앞뒤, 좌우의 균형을 의식하는 것이 좋습니다. 가령, 오른쪽 허벅지가 왼쪽 허벅지보다 뻑뻑하다고 느낀다면, 오른쪽 허벅지가 왼쪽 허벅지처럼 부드럽게 느껴질 때까지 스트레칭을 수행하는 방식으로 합니다. 그래도 어떻게 해야 할지 잘 모르겠다면, 오래 앉아서 생활하는 사람들에게 가장 유익한 하체(허벅지, 종아리, 발목 등) 위주로 해주시되 목, 어깨, 등을 추가하는 방식이 좋습니다.
　이 책 《탁상용 스트레칭북》은 제2부 부위별, 제3부 테마별 스트레칭 방식을 제공하고 있습니다. 제2부 부위별 스트레칭에서는 목부터 시작해 팔, 어깨, 가슴, 몸통, 허벅지, 종아

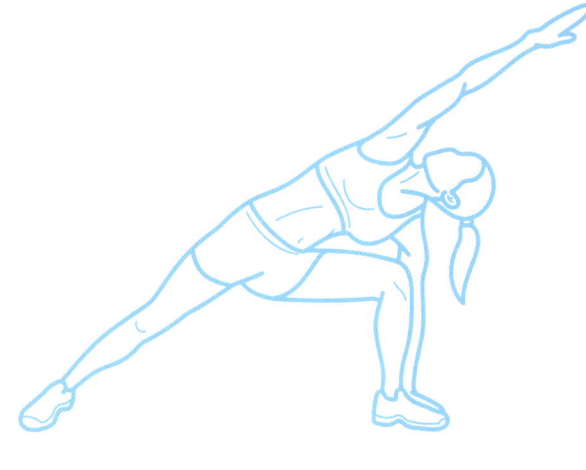

리, 발목 등 우리 몸의 위에서부터 아래로 차근차근 내려가면서 스트레칭해주는 방식대로 정리했습니다. 그러나 굳이 처음부터 끝까지 차례로 다 하실 필요는 없습니다. 이 책을 참고해 매일 또는 일주일에 3~4회 각자 필요한 스트레칭 프로그램을 짜서 실행한다면 충분합니다. 처음부터 끝까지 다 하면 1시간 이상이 소요되는데요, 각자에게 필요한 부위 위주로 하루 5분~10분 프로그램을 짜는 것도 좋은 방법입니다. 직접 스트레칭 프로그램을 짜기 힘든 분들은 제3부 테마별 스트레칭 프로그램을 참고하시면 아주 유용할 것입니다.

   5분, 10분도 부담스러우시다면 30초만 스트레칭 동작을 유지해도 몸이 훨씬 가벼워집니다.

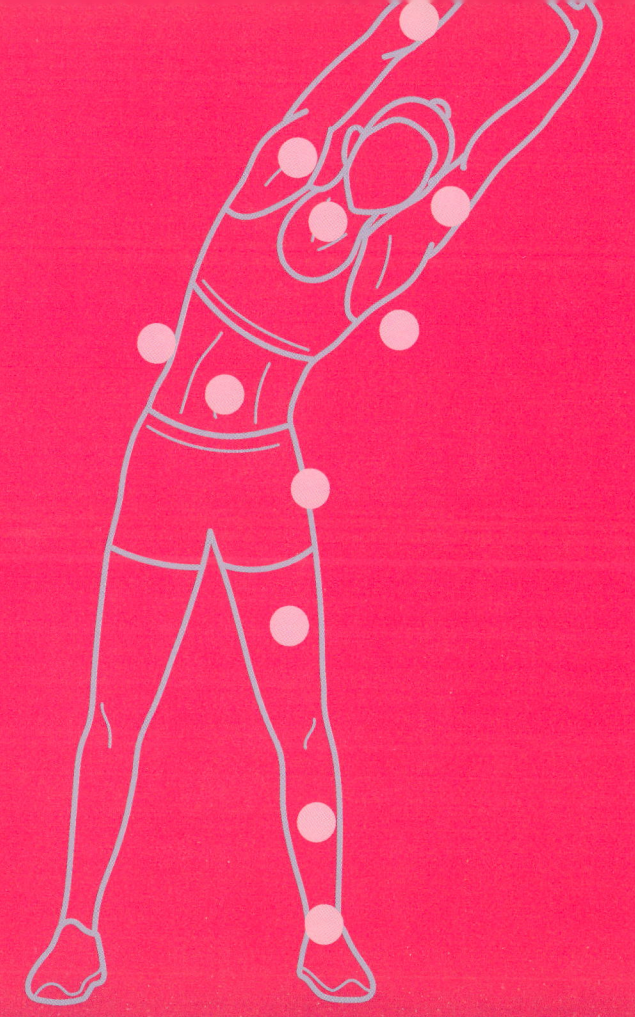

제2부
부위별 스트레칭

от # 제1장 상체

01

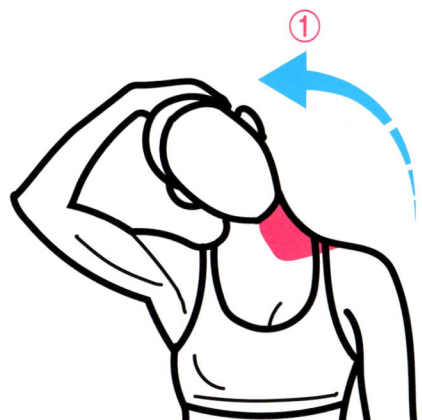
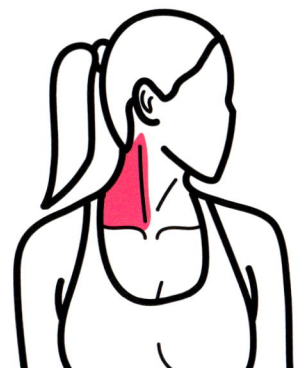
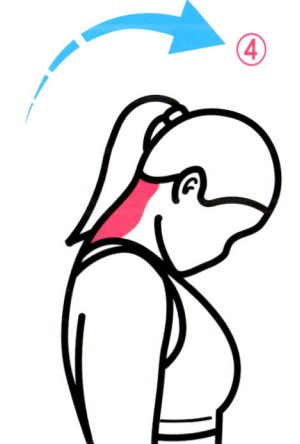

4가지 목운동
목 좌우, 앞뒤 늘이기

① 오른손으로 머리를 잡고 오른쪽으로 천천히 당기며 목 왼쪽 부분을 늘입니다. 왼쪽 어깨는 처음 위치를 유지하고 몸이 정면을 향하도록 합니다. 20~30초간 유지하고 머리를 천천히 올려 반대쪽으로도 똑같이 합니다.

② 어깨를 고정시킨 채 머리만 왼쪽으로 천천히 돌립니다. 20~30초간 유지한 뒤 머리를 천천히 돌려 반대쪽으로도 똑같이 합니다.

③ 어깨를 고정한 채 머리만 천천히 뒤로 젖혀 천장을 바라봅니다. 20~30초간 유지합니다.

④ 머리를 천천히 앞으로 숙여 가슴을 바라봅니다. 20~30초간 유지합니다.

⑤ 총 2~3세트 반복합니다.

Daily Log

Date ✓

02

목
등 뒤에서
손목 당기기

① 다리를 골반너비보다 조금 더 넓게 벌리고 서서 두 손을 등 뒤로 뻗어 왼손으로 오른손 팔목을 잡습니다.

② 왼손으로 오른팔을 부드럽게 늘이며 왼쪽으로 가볍게 당깁니다. 20~30초간 유지한 뒤 반대쪽으로도 똑같이 합니다. 2~3세트 반복합니다.

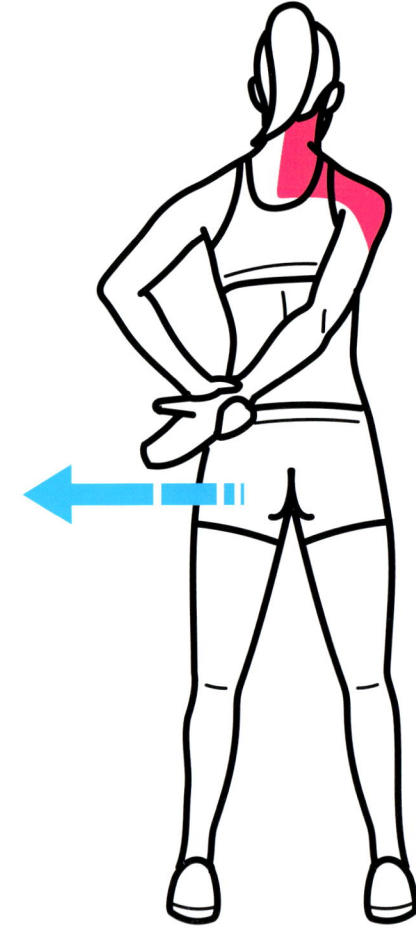

Daily Log

Date ✓

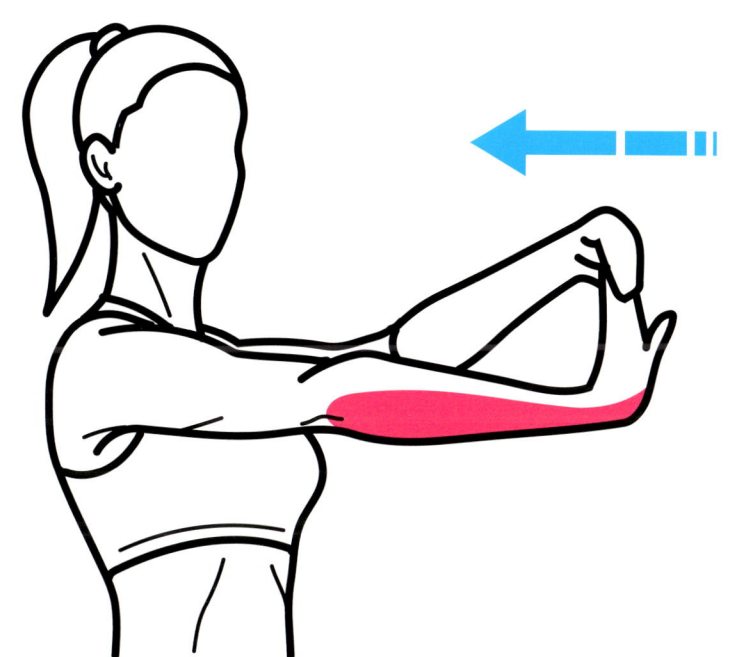

03

팔목(전완근)
서서 손끝 당기기

① 오른쪽 손을 뻗고 손등이 위로 오도록 펴서 손목을 듭니다.
② 왼손으로 오른쪽 손가락 윗부분을 잡아당기며 오른쪽 팔꿈치를 늘입니다.
③ 20~30초간 유지한 뒤 반대쪽도 똑같이 합니다.
④ 2~3세트 반복합니다.

Daily Log

Date ✓

04

팔목(전완근)
무릎 꿇고 앉아 손바닥 붙이기

① 바닥에 무릎 꿇고 앉아 양쪽 손끝이 무릎을 향하도록 하고 손바닥을 바닥에 붙입니다.

② 두 손에 체중을 실어 팔 안쪽이 늘어나는 것을 느낍니다. 손목에 부상을 입지 않도록 주의하며 20~30초간 자세를 유지합니다.

③ 2~3세트 반복합니다.

tip
- 엉덩이를 발뒤꿈치에 붙이는 게 어려우면 처음에는 엉덩이를 들고 시작합니다.
- 익숙해지면 엉덩이를 조금씩 뒤로 빼면서 서서히 발뒤꿈치에 붙입니다.

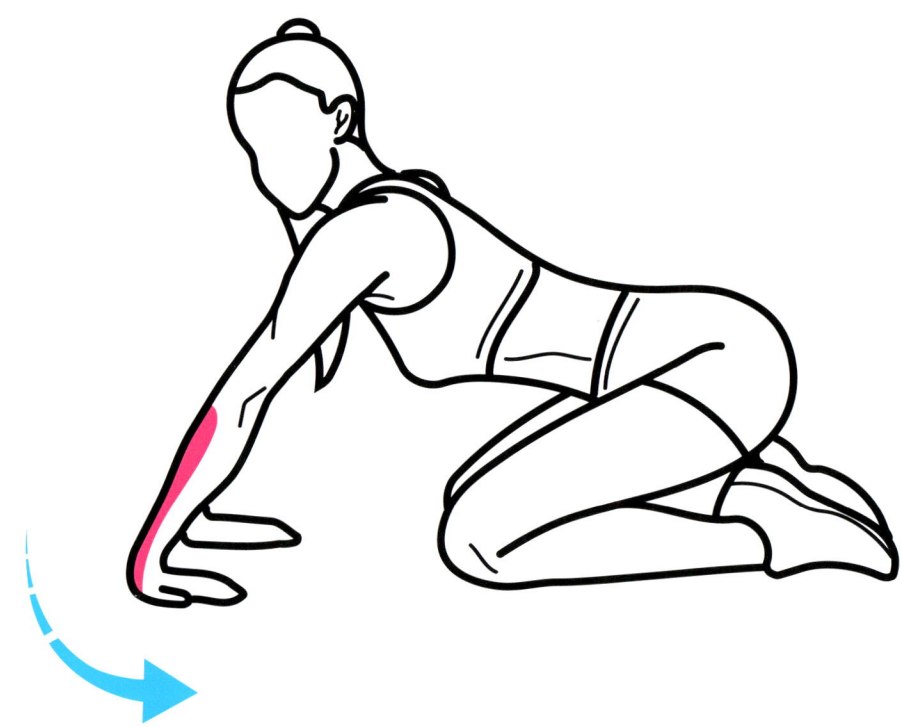

Daily Log

Date ✓

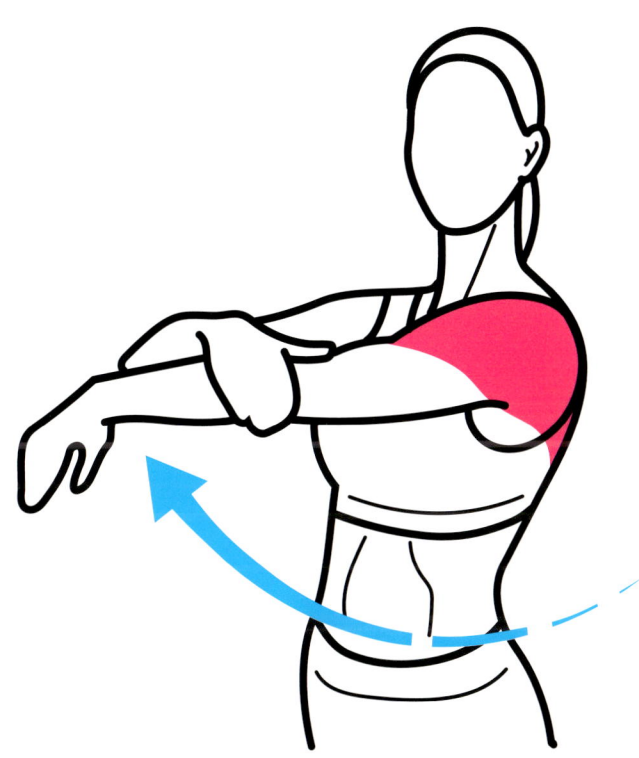

어깨
가슴을 가로질러 팔 당기기

① 서서 오른손으로 왼쪽 팔꿈치를 가슴 앞에서 잡습니다.
② 왼쪽 팔을 가슴을 가로질러 당기며 왼쪽 어깨를 늘입니다.
③ 20~30초간 자세를 유지한 뒤 반대쪽으로 똑같이 합니다.
④ 2~3세트 반복합니다.

06

어깨
덤벨 잡고 돌리기

① 오른다리를 앞으로 뻗어 런지 자세를 취한 뒤 오른손으로 앞 지지대(가로바)를 잡습니다.

② 왼손으로 덤벨을 잡고 팔을 아래로 쭉 뻗습니다. 왼팔을 반시계 방향으로 돌리며 어깨를 최대한 풀어줍니다.

③ 동작을 8회 반복한 뒤 팔을 바꿔 똑같이 합니다.

tip
- 덤벨 대신 물병을 사용해도 됩니다.
- 어깨뼈가 빠지는 느낌이 들지 않도록 어깨에 힘을 주고, 무게중심이 천천히 이동하는 것을 느낍니다.

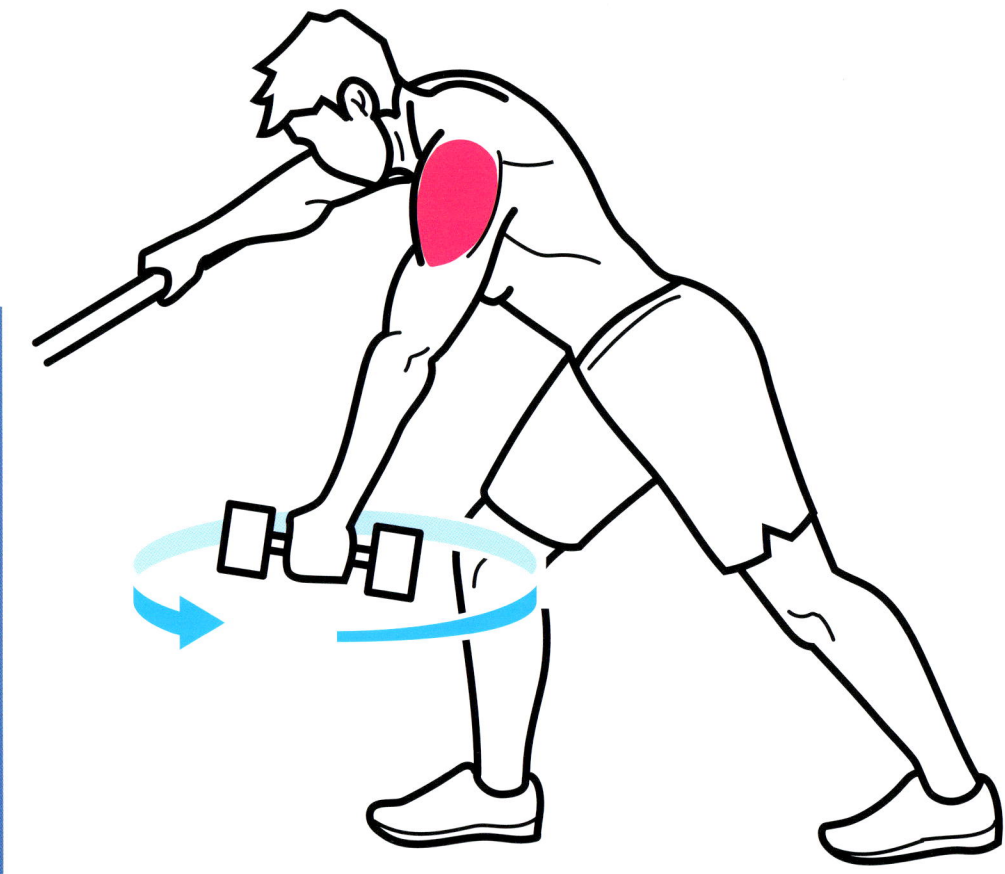

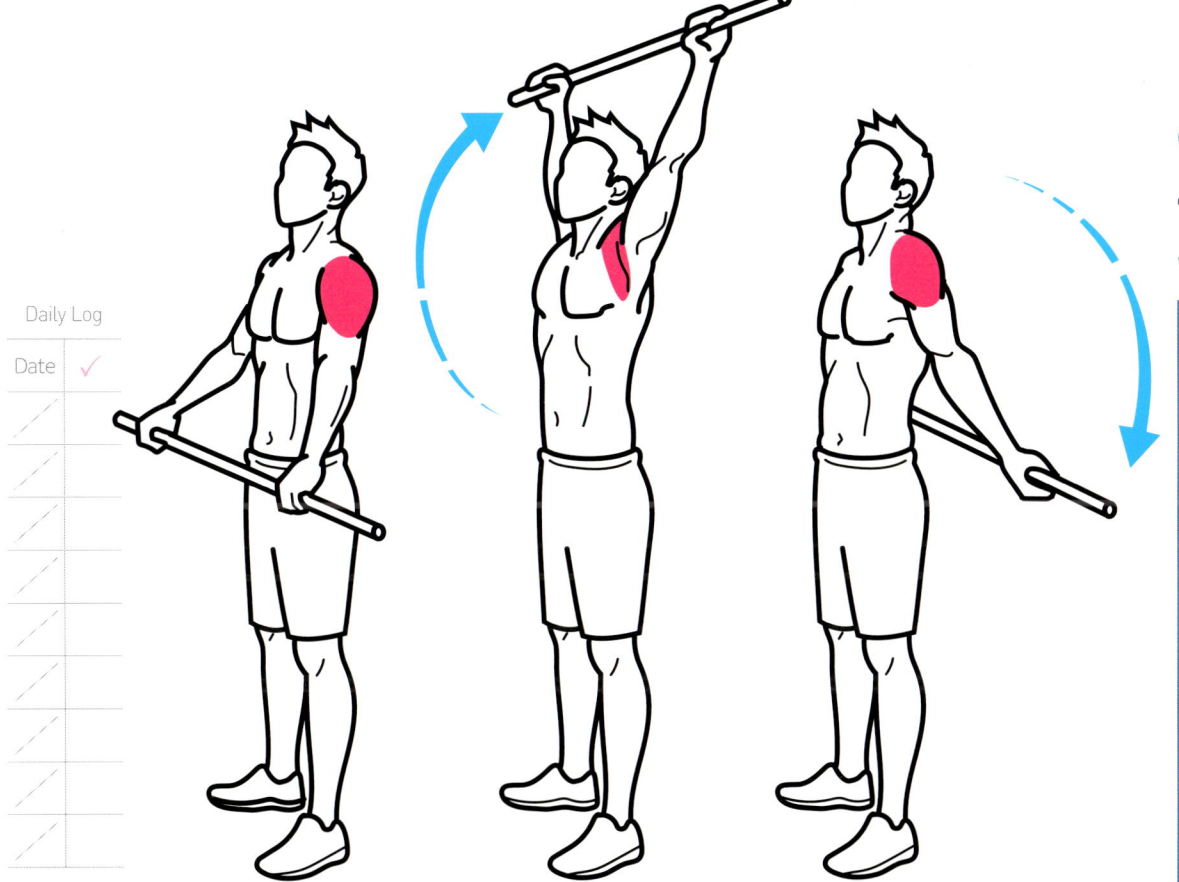

어깨
봉을 가로로 잡고 뒤로 젖히기

① 다리를 어깨너비로 벌린 뒤 양손으로 봉을 허리 높이에서 잡습니다.
② 두 팔을 머리 위로 올리며 쭉 폅니다.
③ 유연성이 허락하는 선에서 봉을 어깨 뒤쪽으로 돌려 팔을 쭉 폅니다.
④ 8회 반복합니다.

tip
- 봉 대신 수건을 사용해도 됩니다.
- 처음에는 봉을 넓게 잡고, 충분히 유연해지면 두 손의 간격을 점점 좁히세요.

Daily Log
Date ✓

08

어깨, 팔(삼두근)
등 뒤에서 수건 잡고 위아래로 당기기

① 오른손으로 수건 끝을 잡고 머리 위로 올린 다음 팔꿈치를 굽혀 등 뒤로 내립니다. 왼손을 등 뒤로 돌려 수건 아래쪽 끝을 잡습니다.

② 왼손으로 수건을 아래로 잡아당기는데, 오른팔이 지면과 직각을 이루고 몸통과는 평행이 되도록 합니다. 수건을 당길 때 오른쪽 어깨와 삼두근에 자극이 느껴져야 합니다.

③ 오른손으로 수건을 위로 잡아당기는데, 왼손이 목 뒤쪽에 닿는 느낌이 들도록 합니다.

④ 20~30초간 유지하고 손을 바꿔서 똑같이 합니다.

⑤ 2~3세트 반복합니다.

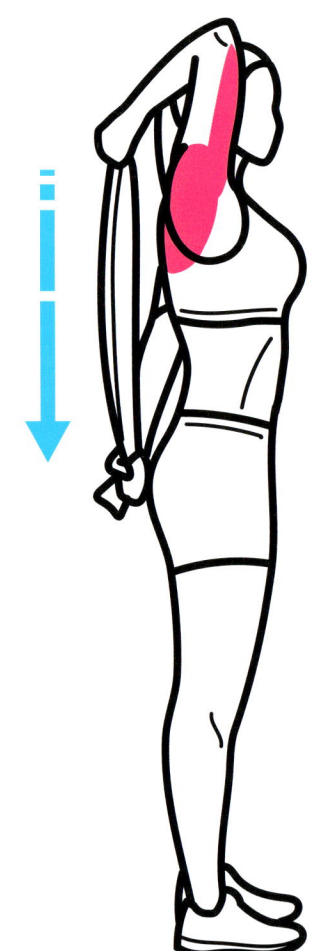
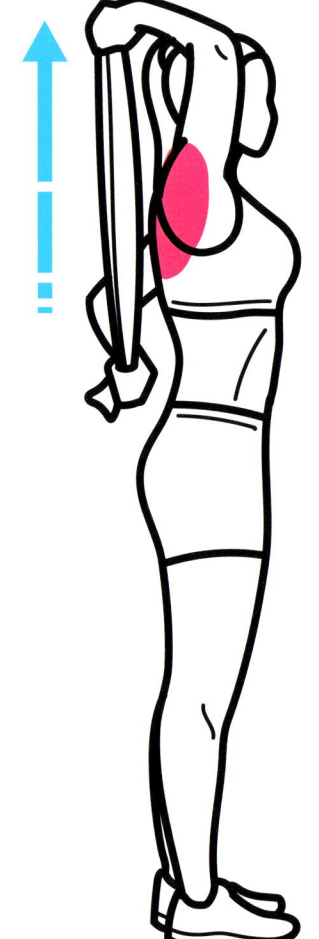

Daily Log
Date ✓

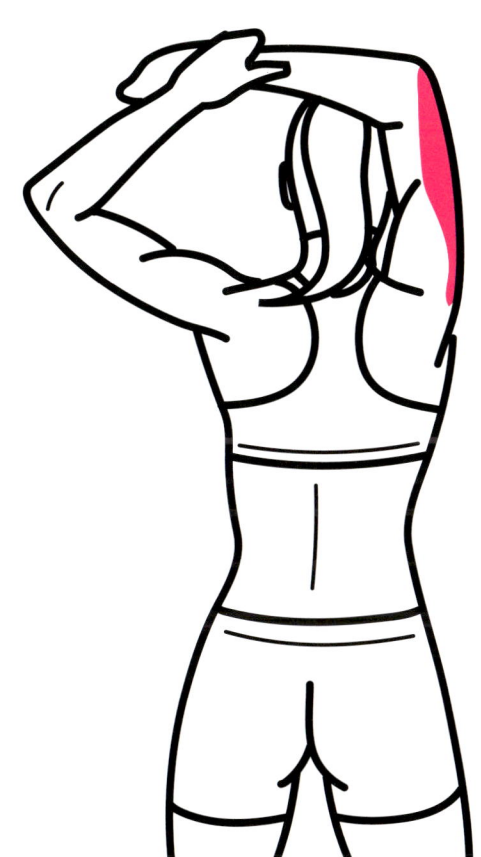

09

팔(삼두근)
머리 뒤에서 한쪽 팔 잡아당기기

① 서서 오른팔을 머리 뒤로 들어 팔꿈치를 굽힙니다.
② 왼손으로 오른쪽 팔을 감싸듯 잡고 왼쪽으로 잡아당깁니다.
③ 20~30초간 자세를 유지한 뒤 반대쪽으로 똑같이 합니다.
④ 2~3세트 반복합니다.

tip
왼손으로 오른쪽 팔꿈치를 잡아 몸 중심부로, 또는 비스듬히 아래쪽으로 잡아당겨도 좋습니다.

Daily Log
Date

10

가슴, 팔(삼두근)
두 손 깍지 낀 채 뒤로 젖히기

① 서서 두 손을 머리 뒤에 대고 깍지를 낍니다.
② 양쪽 팔꿈치와 손을 뒤로 젖히면서 가슴을 최대한 넓게 폅니다.
③ 20~30초간 자세를 유지하고 3회 반복합니다.

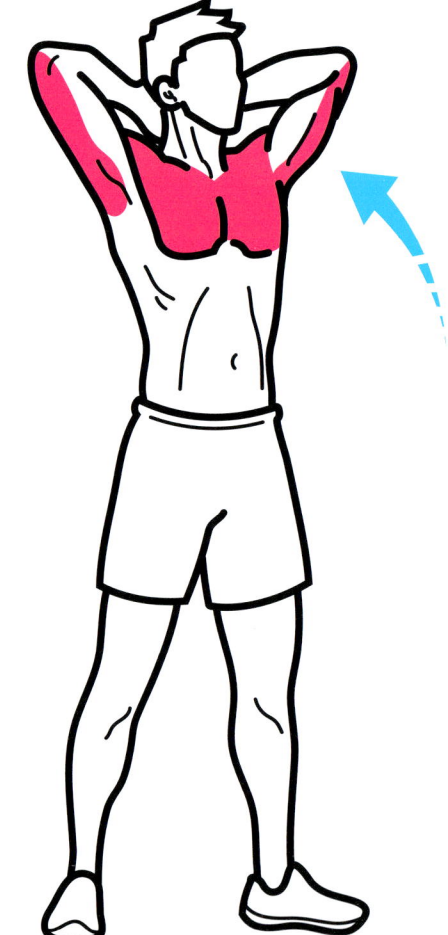

Daily Log

Date ✓

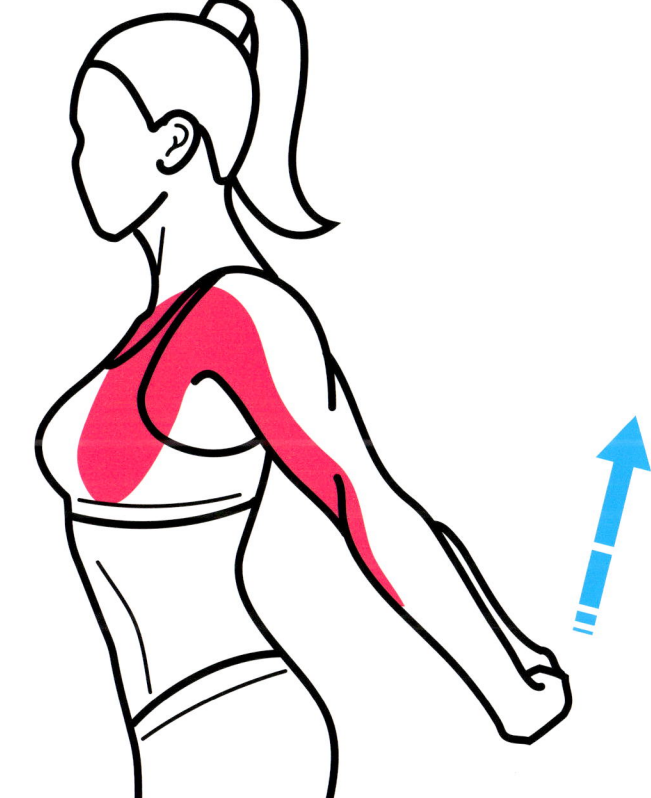

가슴, 팔(이두근)
두 팔 뒤로 당기기

① 다리를 골반너비로 벌려 서서 두 팔을 옆구리에 붙입니다.
② 두 팔을 뒤로 뻗어 오른손으로 왼팔 손목을 잡고는 왼손을 부드럽게 늘이면서 가볍게 위로 듭니다.
③ 20~30초간 자세를 유지하고 반대쪽으로도 똑같이 합니다.
④ 2~3세트 반복합니다.

tip
두 손을 깍지 껴서 해도 됩니다.

12

가슴, 팔(이두근)
한 손으로 기둥 잡고 몸통 돌리기

① 왼팔이 기둥과 나란히 되도록 섭니다. 왼팔을 어깨 높이로 뻗어 기둥을 잡습니다.
② 그림처럼 왼팔과 기둥이 직각이 되게 하고 몸을 천천히 오른쪽으로 최대한 비틉니다.
③ 20~30초간 유지한 뒤 팔을 바꿔 똑같이 합니다.
④ 2~3세트 반복합니다.

tip
기둥을 잡는 대신 손바닥으로 벽을 짚어도 됩니다.

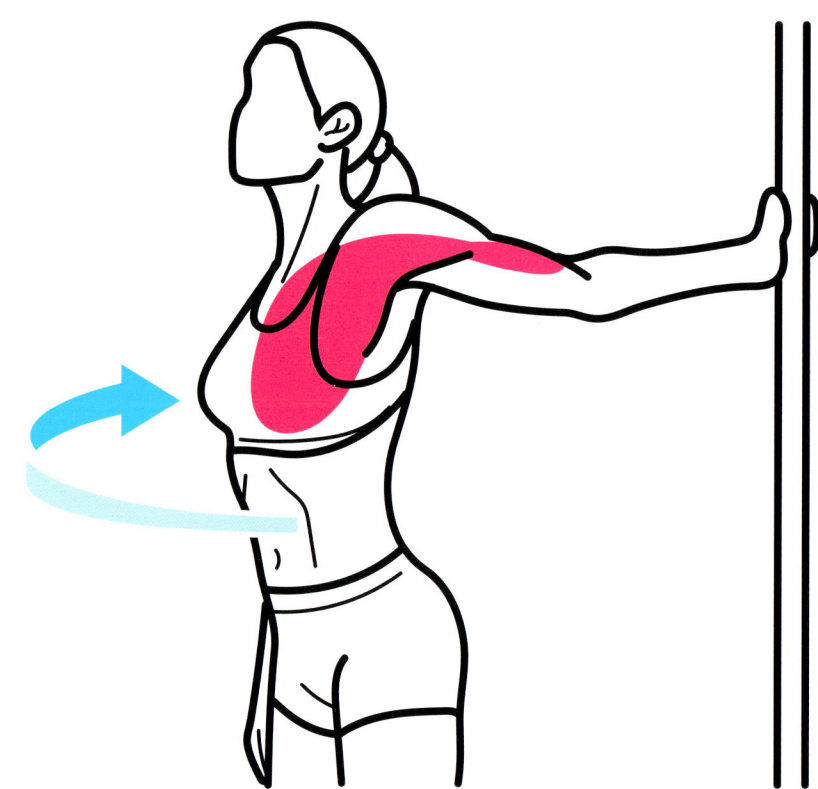

Daily Log

Date ✓

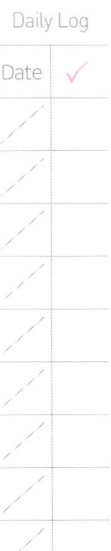

가슴, 팔(이두근)
뒤로 탁자 짚고 앉기

① 탁자를 등지고 똑바로 섭니다.
② 두 팔을 뒤로 뻗어 탁자 가장자리를 붙잡습니다.
③ 팔을 굽혀 천천히 앉는데 허벅지와 바닥이 수평이 되도록 합니다.
④ 20~30초간 유지하고 3회 반복합니다.

tip
탁자 대신 의자를 이용해도 됩니다.

14

가슴, 팔(이두근)
손으로 벽 밀며 상체 굽히기

① 벽에서 한 발짝 정도 떨어져 다리를 벌려 섭니다.
② 바닥과 상체가 수평이 되도록 골반을 구부려 두 손으로 벽을 짚습니다. 이때 등을 구부리지 않도록 주의하십시오.
③ 가슴을 바닥 쪽으로 밀면서 가슴과 팔을 늘이십시오.
④ 20~30초간 유지하고 3회 반복합니다.

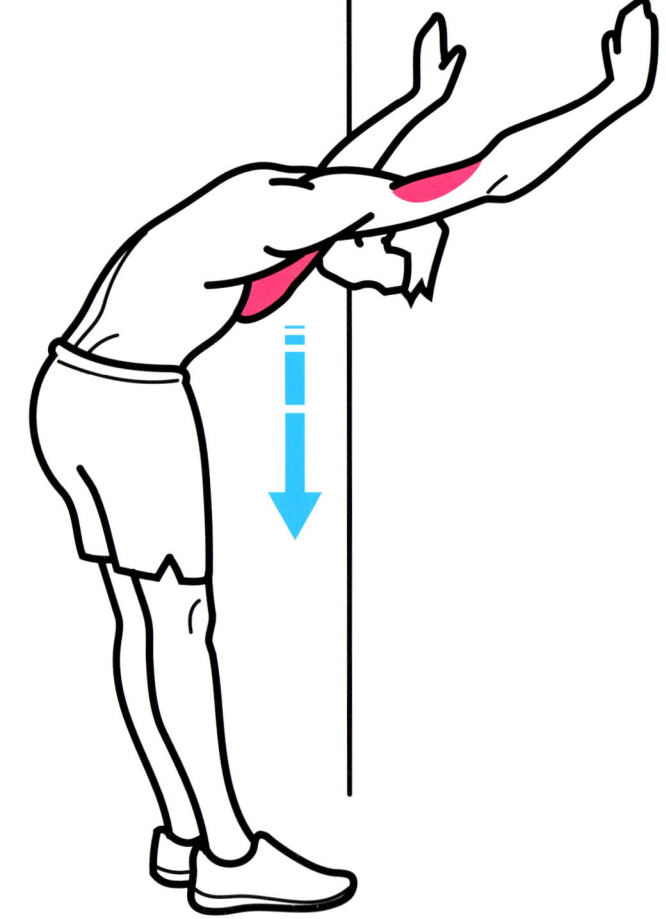

Daily Log

Date ✓

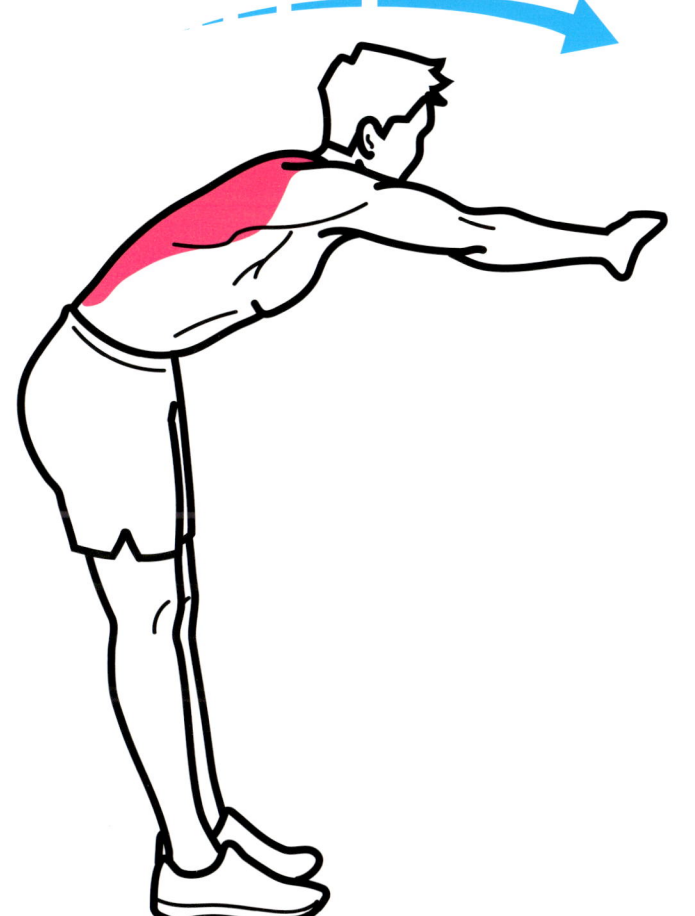

등, 광배근
팔을 쭉 펴면서 상체 굽히기

① 두 발을 나란히 하고 무릎을 쭉 펴고 섭니다.
② 허리를 구부리고 등과 팔은 앞으로 쭉 펴십시오. 머리는 척추와 일직선이 되도록 세웁니다.
③ 20~30초간 자세를 유지합니다.
④ 2~3세트 반복합니다.

tip
팔을 뻗어 의자 등받이나 탁자를 잡으면 자세를 유지하는 데 도움이 됩니다.

16

등
의자에 앉아 다리 벌려 상체 숙이기

① 의자에 앉아 다리를 넓게 벌린 다음 손으로 목을 감쌉니다.

② 목을 누르며 다리 사이로 상체를 완전히 숙입니다.

③ 심호흡을 하면서 천천히 허리를 더 깊이 숙입니다.

④ 20~30초간 유지하고 3회 반복합니다.

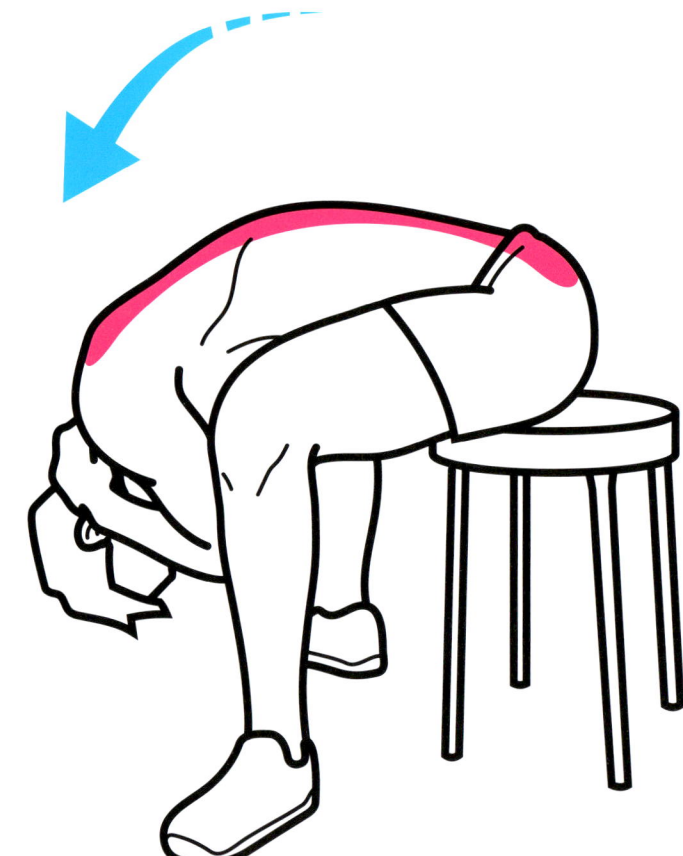

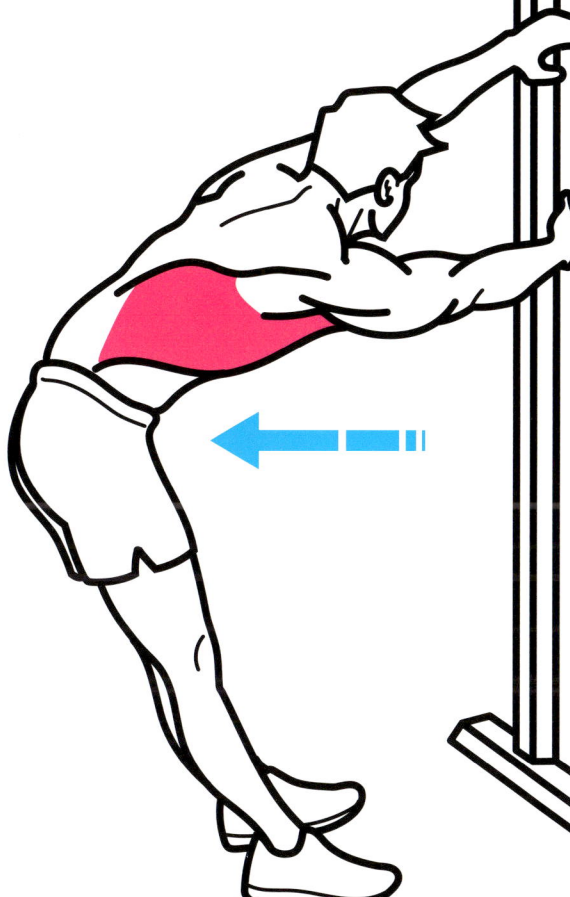

등, 광배근
기둥 잡고 엉덩이 뒤로 밀기

① 왼손은 위로 오른손은 아래로 엇갈려서 기둥을 잡고 기둥 뒤로 한 걸음 물러납니다.
② 두 발을 바닥에 고정하고 골반을 뒤로 밀며 오른쪽 광배근을 쭉 늘입니다.
③ 20~30초간 유지하고 팔을 바꿔 반대쪽도 똑같이 합니다.
④ 3회 반복합니다.

tip
- 기둥 대신 문설주(문틀)를 이용해도 됩니다.
- 위쪽 손은 기둥에 살짝 걸치기만 합니다.

18

등, 광배근
기둥 잡고
엉덩이 옆으로 밀기

① 서서 오른손은 위로 왼손은 아래로 엇갈려 기둥을 잡고 우측으로 반 발짝 내딛습니다.
② 골반을 그림과 같이 바깥쪽으로 밉니다.
③ 20~30초간 유지하고 반대 방향으로 똑같이 합니다.
④ 3회 반복합니다.

tip
- 기둥 대신 문설주(문틀)를 이용해도 됩니다.
- 아래쪽 손은 기둥에 살짝 걸치기만 해도 됩니다.

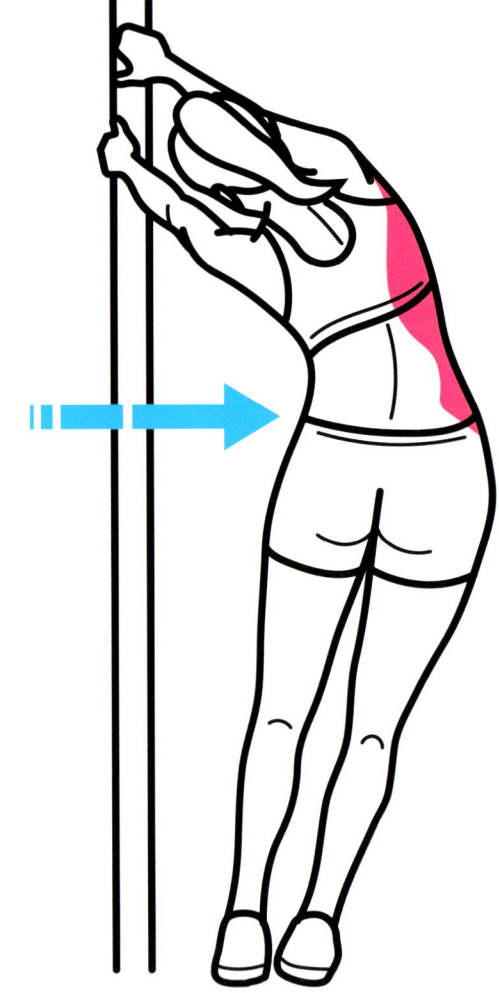

Daily Log

Date ✓

19

등
손 짚고 등을 아치형 만들기 (고양이 자세)

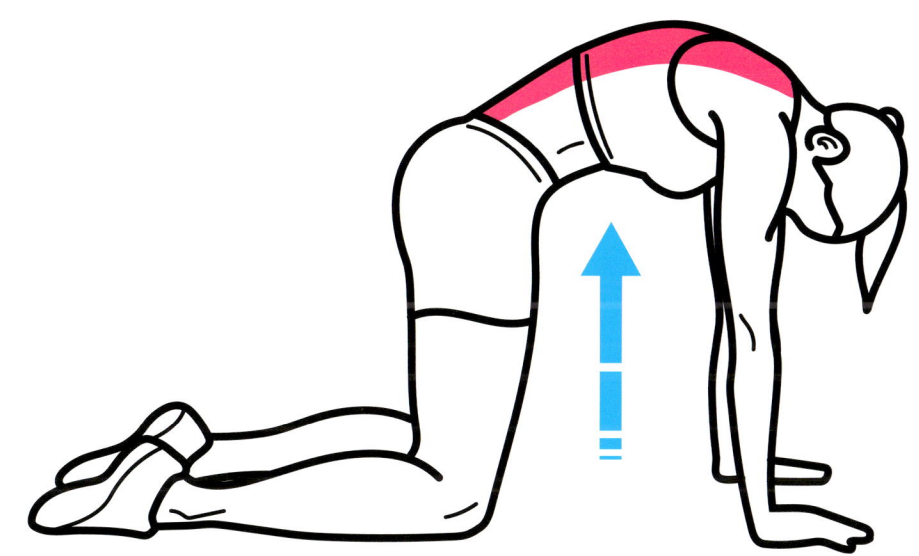

① 무릎 꿇고 앉아 팔과 다리를 어깨너비만큼 벌립니다.
② 손바닥과 정강이를 바닥에 붙인 채 엉덩이를 들어 올립니다.
③ 복부 힘을 이용해 척추를 최대한 위로 끌어올려 등을 아치 모양으로 만듭니다.
④ 20~30초간 유지하고 3회 반복합니다.

tip
#19 고양이 자세에 연결해 #22 소 자세를 실시해도 됩니다.

20

등
어깨 물구나무서기

① 바닥에 등을 대고 눕습니다.
② 상박(팔뚝)으로 바닥을 누르며 두 다리를 동시에 공중으로 들어 올립니다. 앞 허벅지와 가슴이 일직선이 되게 합니다.
③ 팔꿈치를 접어서 손바닥으로 등을 받칩니다. 배에 힘을 주고 몸통을 위로 쭉 뻗습니다.
④ 20~30초간 유지하고 3회 반복합니다.

tip
- 목에 힘이 들어가지 않도록 주의하십시오. 시선은 정면을 향합니다.
- #21 쟁기 자세 직전에 시행해도 됩니다.

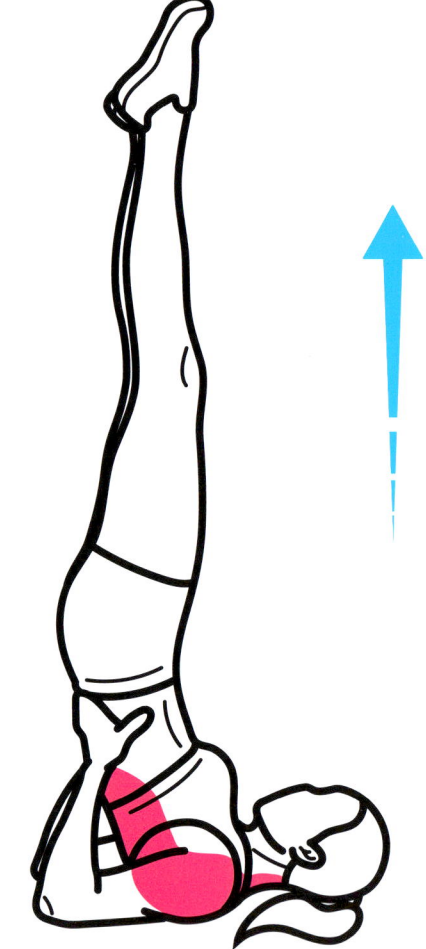

Daily Log

Date ✓

40

21

등, 다리
누워서 머리 위로 다리 넘기기
(쟁기 자세)

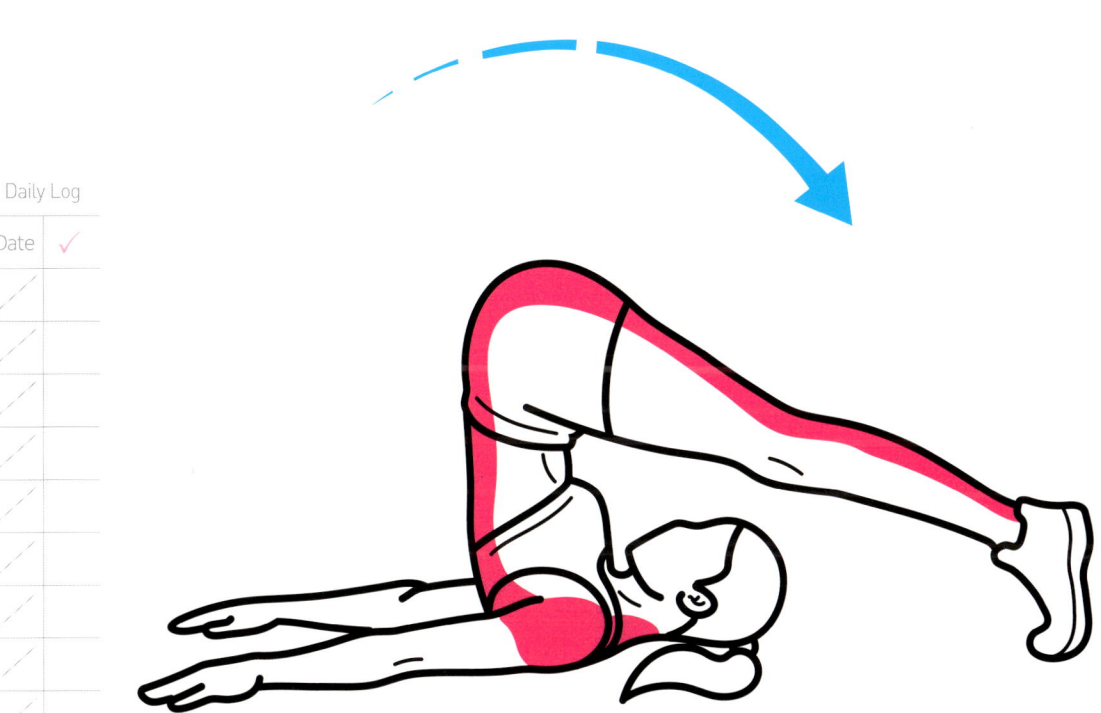

① 바닥에 누워 다리를 펴고 두 발을 모읍니다. 팔을 펴서 손바닥을 바닥에 붙입니다.

② 손으로 엉덩이와 허리를 받쳐 숨을 들이마시면서 배에 힘을 주고 두 다리를 몸과 직각이 되도록 세웁니다. 발바닥이 하늘을 향하도록 합니다.

③ 두 다리를 천천히 머리 위로 넘겨 발가락이 바닥에 닿게 합니다. 팔은 펴서 바닥에 붙이고 엉덩이는 어깨와 일직선이 되도록 합니다.

④ 20~30초간 유지하고 3회 반복합니다.

tip
- 이 동작을 단독으로 수행해도 되지만, #20 자세의 연결 동작으로도 할 수 있습니다.
- 다리가 바닥에 닿지 않으면 손으로 허리를 받쳐주어도 됩니다.
- 차츰 시간을 늘려 최대 2분간 자세를 유지하면 좋습니다.

Daily Log

Date	✓

제2장 복부

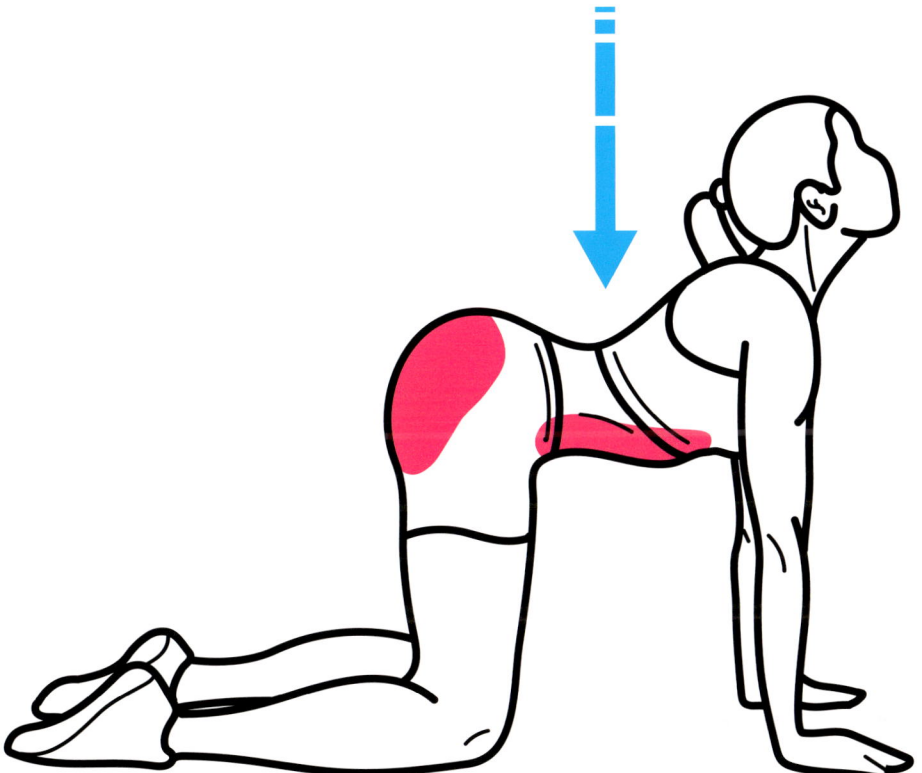

22

복부, 엉덩이

손 짚고 배를 아치형 만들기 (소 자세)

① 무릎 꿇고 앉아 팔과 다리를 어깨너비만큼 벌립니다.

② 정강이와 손바닥을 바닥에 붙인 채 엉덩이를 들고 복부를 바닥으로 굽힙니다. 엉덩이에 힘을 주고 고개를 들어 올립니다.

③ 20~30초간 유지하고 3회 반복합니다.

tip
- 고개를 뒤로 많이 젖힐수록 허리가 더욱 움푹 꺼지면서 복근이 강화됩니다.
- #19 고양이 자세의 연결 동작으로 시행해도 됩니다.

Daily Log

Date ✓

23

복부
바닥에 엎드려 상체 일으키기
(코브라 자세)

① 복부와 손바닥을 바닥에 붙이고 다리를 뒤로 쭉 뻗습니다.
② 어깨를 세우고 상체를 천천히 들어 올리는데, 골반이 바닥에서 떨어지지 않도록 합니다. 배는 아치형이 되고 허리는 움푹 들어가도록 합니다.
③ 두 팔을 펴서 상체를 높이 세우고 등은 바닥과 직각이 되도록 합니다.
④ 20~30초간 유지하고 3회 반복합니다.

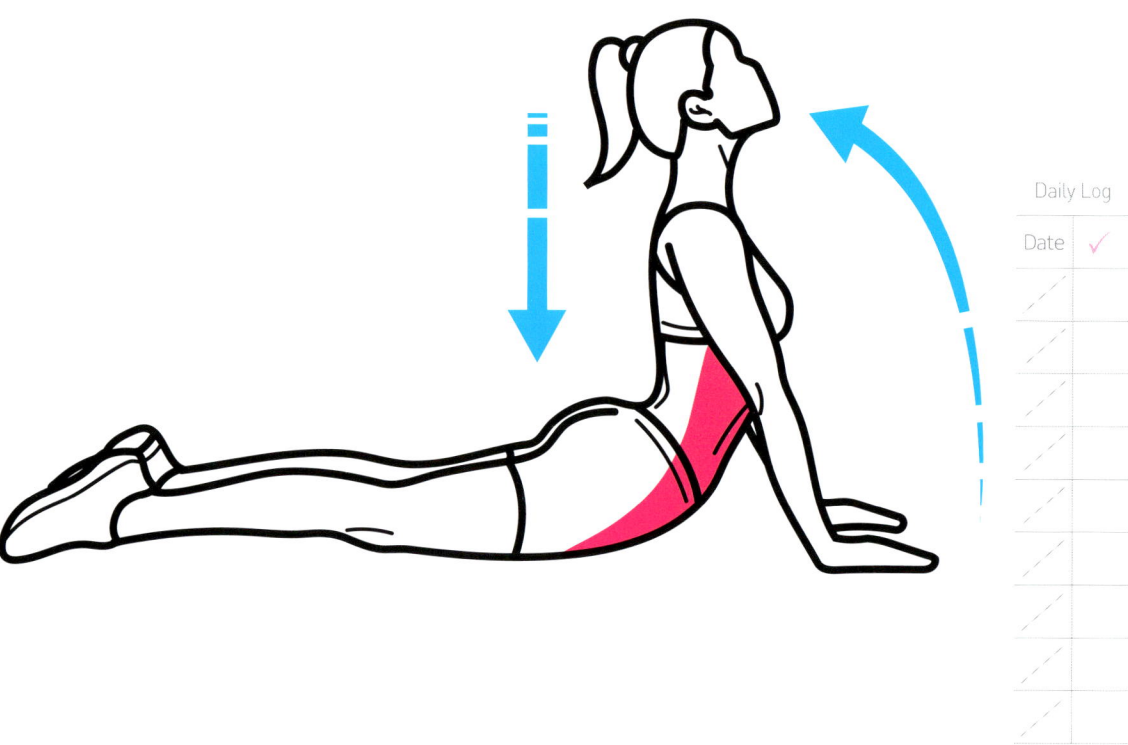

Daily Log

Date ✓

24

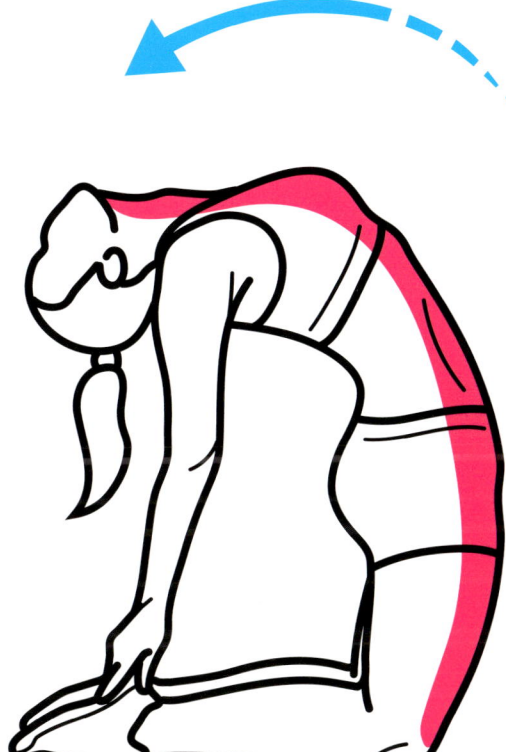

복부, 전신 앞쪽

무릎 짚고 상체 뒤로 젖히기
(낙타 자세)

① 골반너비로 무릎을 벌려 꿇어앉은 다음 머리부터 무릎까지 똑바로 세웁니다.

② 허벅지 앞쪽과 엉덩이를 앞으로 밀어내고 가슴을 위로 올립니다. 배에 힘을 주며 등을 둥글게 뒤로 굽힙니다.

③ 한 손씩 뒤로 뻗어 뒤꿈치를 잡습니다. 고개는 자연스럽게 가운데 오게 하거나 좀 더 뒤로 젖혀도 됩니다.

④ 20~30초간 유지하고 3회 반복합니다.

tip
- 어깨 높이가 같아야 목에 무리가 가지 않습니다.
- 차츰 시간을 늘려 1분 30초간 유지하면 더욱 좋습니다.

Daily Log

Date ✓

25

복부, 전신 앞쪽

엎드려 뒷다리 잡아 올리기 (활 자세)

① 배를 바닥에 대고 엎드려 무릎을 골반 너비로 벌립니다.

② 다리를 들고 무릎을 구부리며 두 팔을 뒤로 뻗어 발목을 잡습니다.

③ 숨을 깊게 들이마시며 가슴을 바닥에서 들어 올리고 두 다리를 등 쪽으로 당깁니다. 시선은 정면을 향합니다.

④ 20~30초간 유지하고 3회 반복합니다.

tip
발목을 잡기가 어려우면 요가 스트랩으로 발목을 감싸서 잡아도 됩니다.

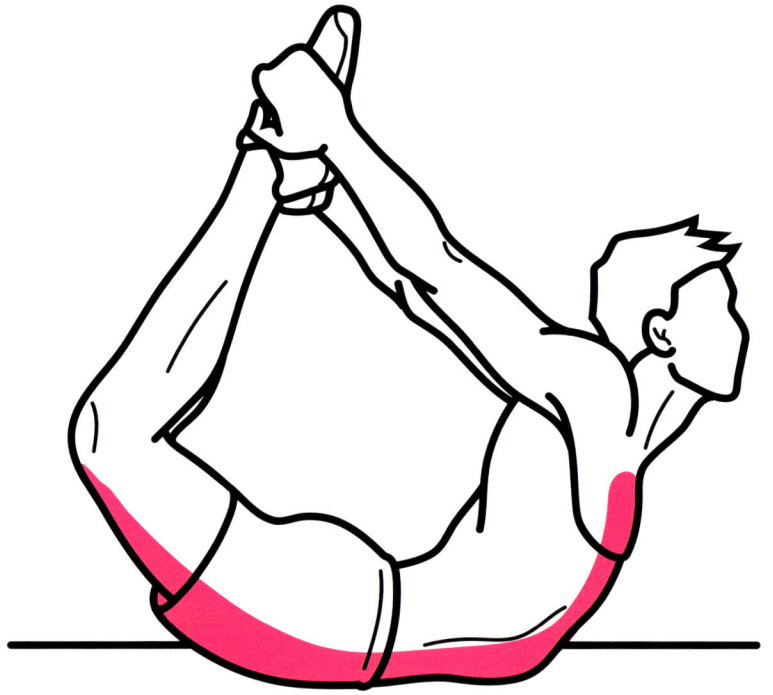

Daily Log

Date ✓

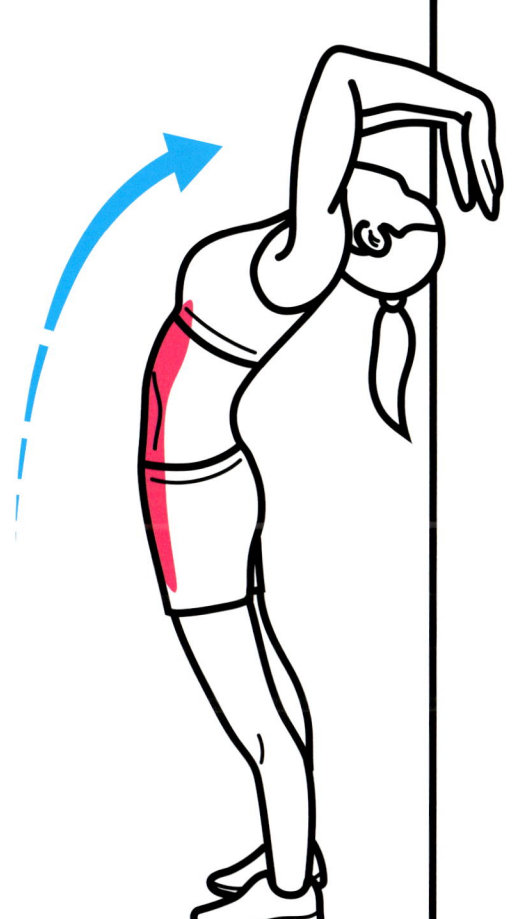

복부
몸 뒤로 젖혀 벽 짚기

① 벽을 뒤에 두고 다리를 골반너비로 벌려 섭니다.
② 두 팔을 머리 위로 올리고 고개를 뒤로 젖혀 벽에 손바닥을 딱 붙입니다.
③ 복부에 힘을 주고 20~30초간 유지합니다.
④ 3회 정도 반복합니다.

27

전신
다리 벌려 만세 하기

① 다리를 어깨너비로 벌려 서서 두 팔을 기지개하듯 위로 힘껏 뻗습니다.

② 두 발끝에 체중을 실으며 전신을 살짝 들어 올립니다.

③ 복부에 힘을 주며 20~30초간 유지 합니다. 3회 반복합니다.

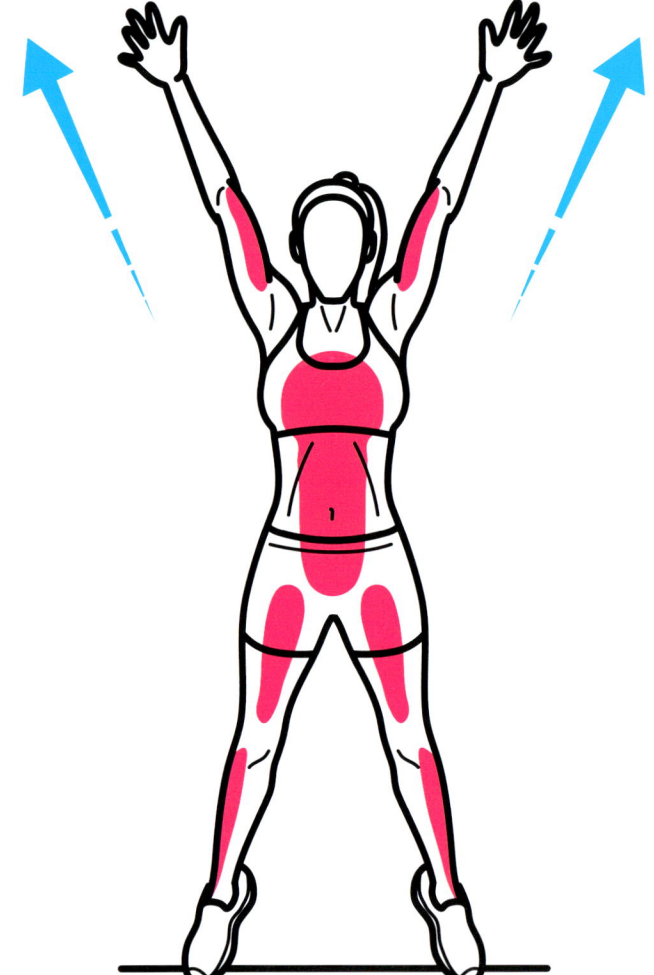

Daily Log

Date ✓

Daily Log

| Date | ✓ |

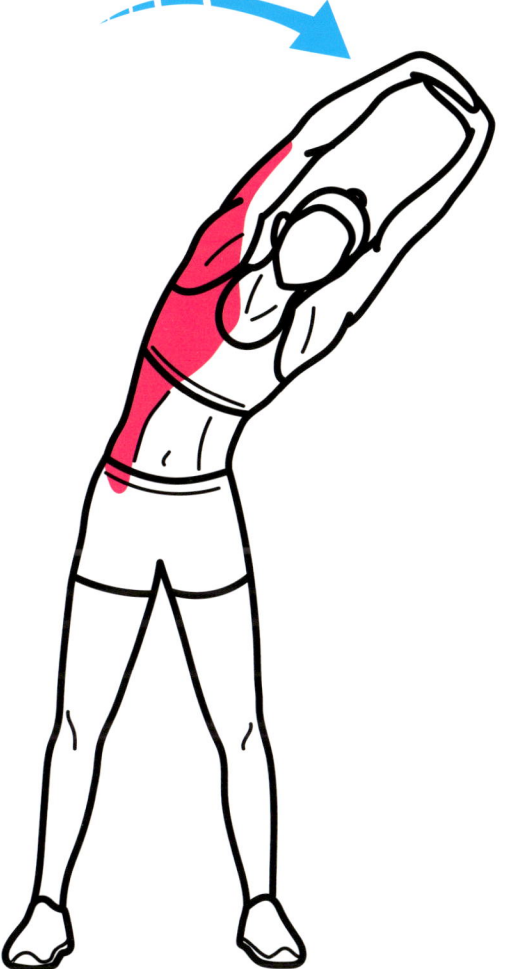

28

옆구리
팔 올려 좌우로 몸통 굽히기

① 다리를 어깨너비로 벌려 섭니다.

② 두 팔을 머리 위로 쭉 뻗고 손가락을 깍지 낍니다.

③ 몸을 왼쪽으로 천천히 굽히고 20~30초간 유지합니다.

④ 반대쪽으로도 똑같이 합니다. 3회 반복합니다.

29

옆구리
다리 꼬아서 좌우로 몸통 굽히기

① 왼발 좌측에 오른발을 두고 섭니다. 팔은 편안하게 몸에 붙이세요.
② 자세를 유지하며 몸통만 왼쪽으로 굽혀 20~30초간 유지합니다.
③ 반대쪽으로도 똑같이 합니다. 3회 반복합니다.

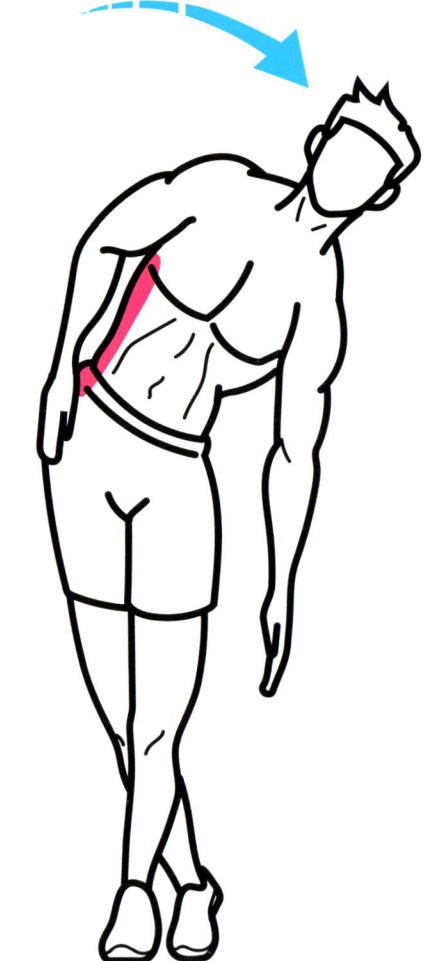

30

옆구리
한쪽 다리 굽혀 팔 뻗기
(삼각 자세)

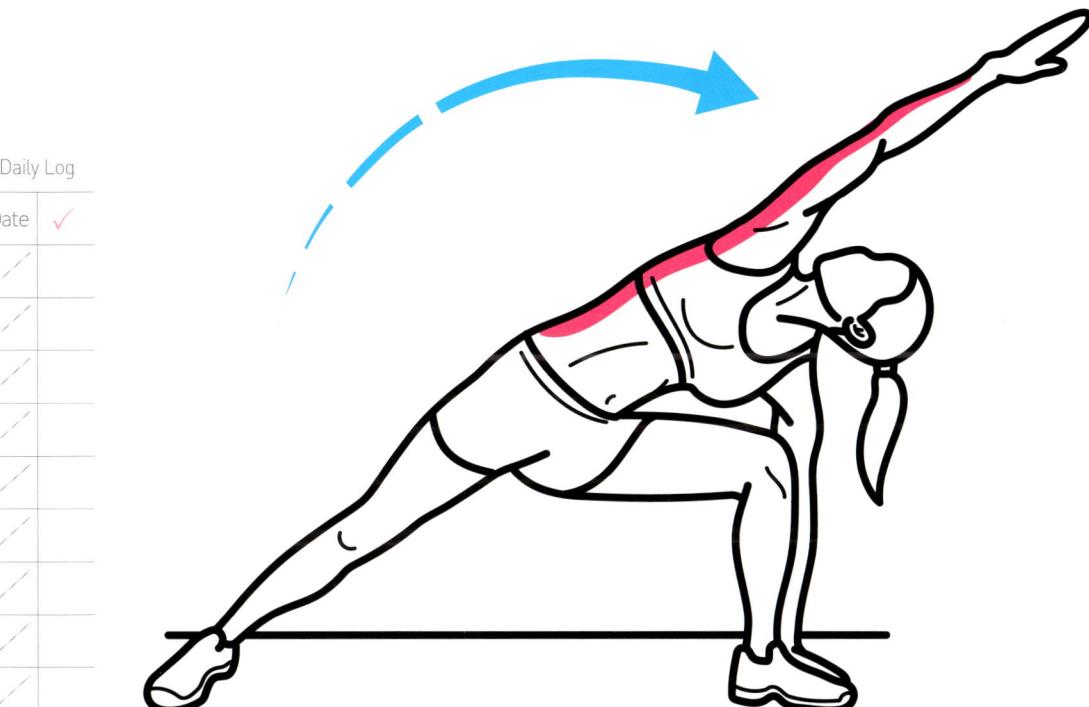

① 다리를 골반너비보다 2배가량 넓게 벌립니다. 두 팔을 어깨 높이에 올리고 손바닥은 바닥을 향합니다.

② 왼발을 왼쪽으로 돌리고 왼 무릎을 굽힙니다. 왼쪽 허벅지가 바닥과 수평을 이루고 왼 무릎이 왼쪽 뒤꿈치 바로 위에 오도록 합니다. 오른다리는 쭉 폅니다.

③ 오른팔을 머리 위로 올려 쭉 펴서 몸과 일직선을 만들고 손바닥을 아래로 향하게 합니다. 왼손바닥은 왼발 바깥쪽 바닥을 짚습니다.

④ 고개를 위로 올려 손끝을 바라봅니다. 20~30초간 유지하고 발을 바꿔 똑같이 합니다. 3회 반복합니다.

tip
③번에서 자세가 어려우면 왼 팔꿈치로 왼 무릎을 짚어도 됩니다.

Daily Log
Date ✓

31

옆구리

어깨 뒤에서 봉 잡고 좌우로 돌리기

① 다리를 어깨너비로 벌려 서서 두 손으로 봉을 잡고 어깨 뒤로 넘깁니다. 두 팔 간격을 어깨너비보다 조금 넓게 벌립니다.
② 시선은 정면에 고정한 채 몸통만 왼쪽으로 부드럽게 돌립니다.
③ 20~30초간 유지하고 반대쪽으로도 똑같이 합니다.
④ 3회 반복합니다.

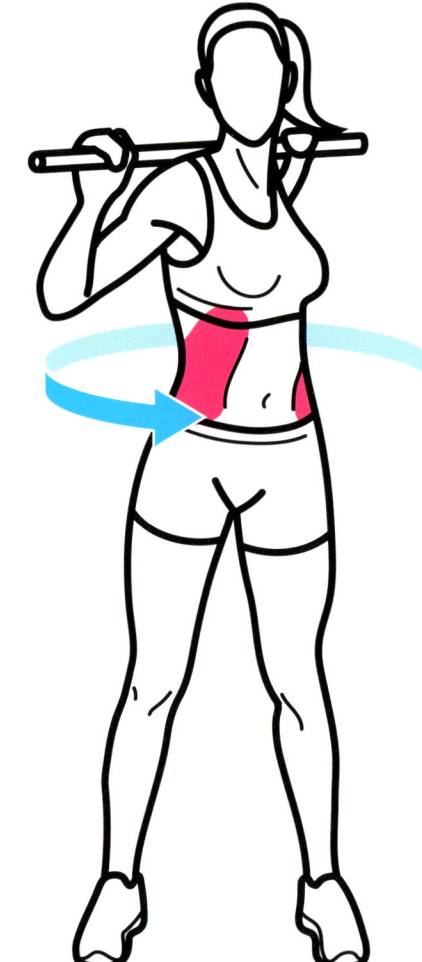

Daily Log

Date ✓

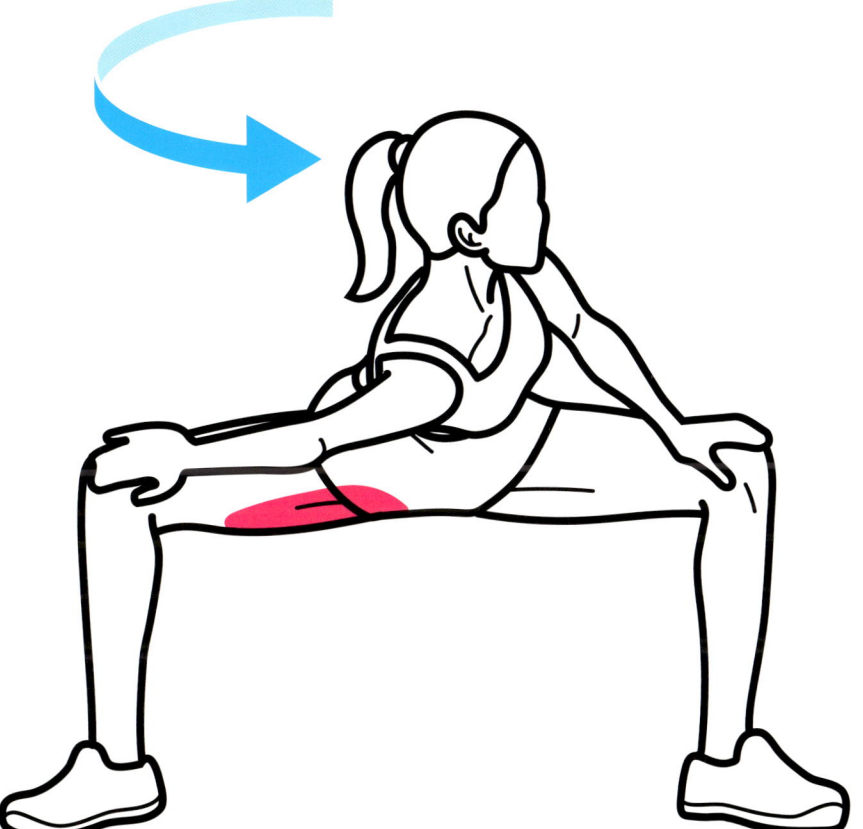

옆구리, 허벅지 안쪽
무릎 밀며 다리 비틀기

① 다리를 어깨너비보다 넓게 벌리고 두 발은 45도 정도 밖으로 열고 섭니다.

② 골반을 이용해 상체를 낮춰 직각으로 앉은 자세에서 두 손으로 무릎을 잡습니다.

③ 등을 펴고 왼쪽으로 상체를 비틀면서 오른손으로 무릎을 바깥으로 밀어 허벅지 안쪽을 늘입니다.

④ 얼굴을 왼쪽으로 돌리고 20~30초간 유지한 다음, 반대쪽도 똑같이 합니다. 3회 반복합니다.

tip
균형 잡기가 어려우면 의자에 살짝 걸터앉아 해도 됩니다.

33

옆구리, 엉덩이
무릎 접어 몸통 돌리기

① 바닥에 앉아 두 다리를 쭉 폅니다. 오른쪽 무릎을 접어 왼쪽 무릎 바깥쪽에 놓습니다.

② 오른손을 등 뒤에 짚어 자세를 지탱합니다. 등을 쭉 펴고 어깨는 내려뜨립니다.

③ 상체를 오른쪽으로 천천히 돌립니다. 왼쪽 팔꿈치를 오른쪽 무릎 바깥쪽에 놓고 누릅니다.

④ 20~30초간 유지하고 반대쪽으로도 똑같이 합니다. 3회 반복합니다.

tip
- 세워진 무릎 쪽으로 붙이기 어깨를 내려뜨려야 몸통 회전이 잘됩니다.
- 허리를 굽히지 않도록 주의하세요.

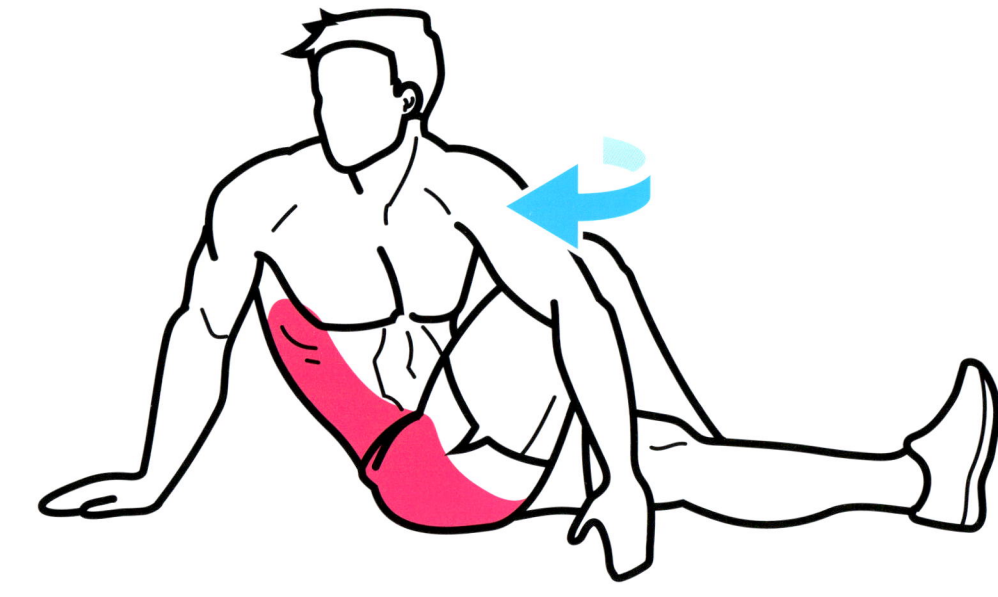

Daily Log

Date ✓

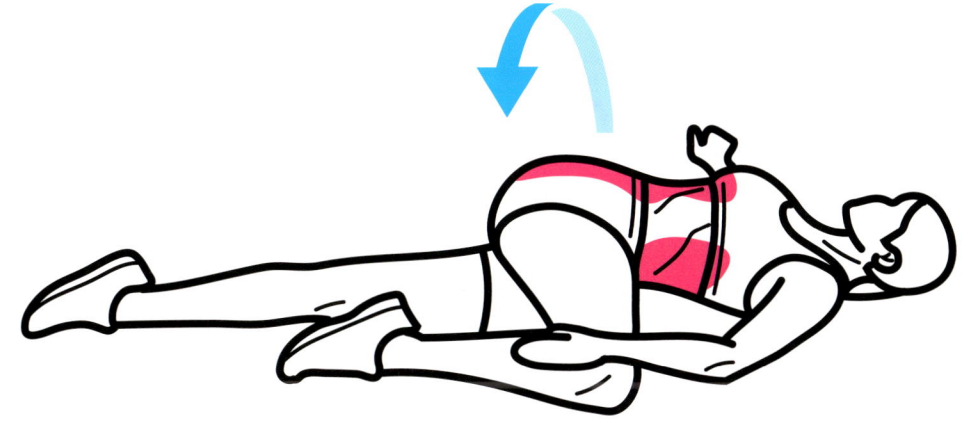

옆구리, 엉덩이
누워서 반대편으로 다리 넘기기

① 다리를 펴서 똑바로 눕습니다. 오른다리를 왼다리 위로 넘기고 90도로 접습니다. 두 팔은 어깨 높이로 폅니다.

② 시선은 오른쪽으로 향하고 오른쪽 손바닥을 바닥에 붙입니다. 왼손으로는 오른쪽 무릎을 잡습니다.

③ 20~30초간 자세를 유지하고 반대쪽으로도 똑같이 합니다. 3회 반복합니다.

Daily Log

Date ✓

제3장 하체

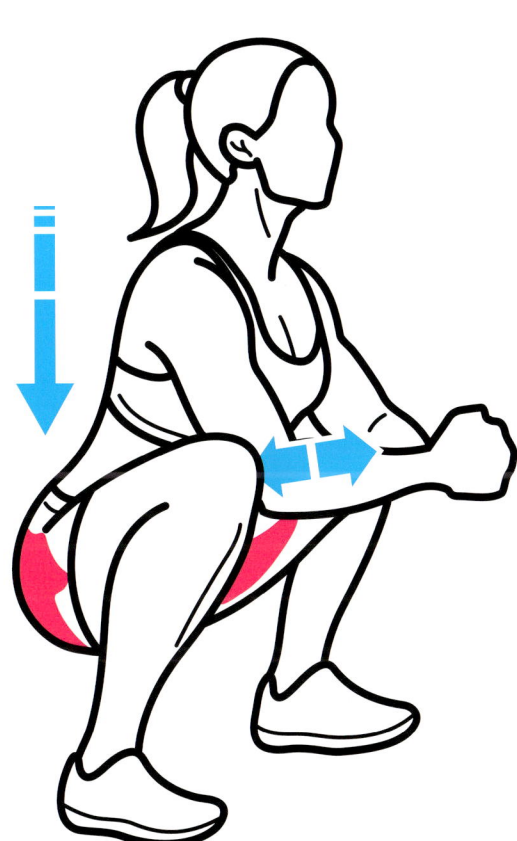

엉덩이, 골반
쪼그려 앉아 무릎 밀기 (스쿼트 자세)

① 허벅지 뒤쪽이 종아리에 닿도록 쪼그려 앉습니다. 가슴은 정면을 향하고 고개를 들고 등은 곧게 폅니다.

② 양쪽 팔꿈치를 두 무릎 사이에 놓고 바깥으로 밉니다.

③ 20~30초간 유지하고 3회 반복합니다.

36

엉덩이, 허벅지 안쪽
한쪽으로 쪼그려 앉기 (사이드 런지)

① 다리를 어깨너비의 두 배가량 벌려 섭니다. 체중을 왼편에 실으면서 왼쪽 무릎을 90도로 굽힙니다.

② 두 손을 왼쪽 허벅지에 올리고 등을 곧게 편 채 왼쪽으로 앉습니다.

③ 오른다리를 쭉 펴는데, 오른쪽 발가락과 왼 무릎이 일직선이 되도록 합니다.

④ 20~30초간 자세를 유지한 뒤 반대쪽으로도 똑같이 실시합니다. 3회 반복합니다.

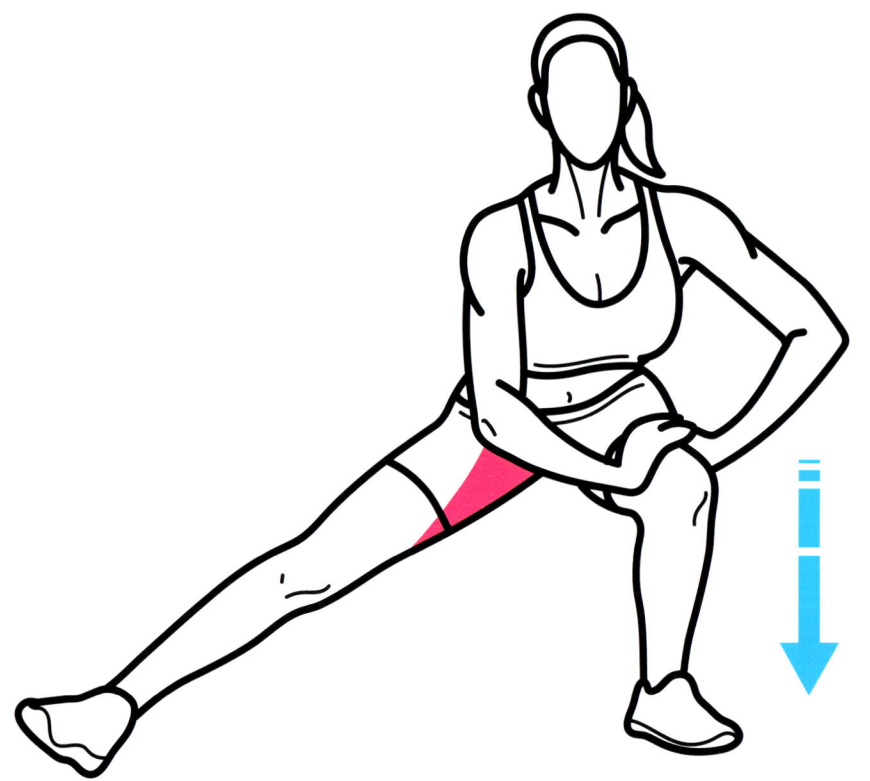

Daily Log

Date ✓

37

엉덩이, 허벅지 안쪽, 등
발 모아 앉아 몸 숙이기
(나비 자세)

① 바닥에 앉아 두 무릎을 안쪽으로 접고 발꿈치를 잡아당겨 양쪽 발바닥을 서로 붙입니다.
② 팔꿈치로 양쪽 무릎을 내리누릅니다.
③ 등은 곧게 펴고 가슴을 엽니다. 숨을 내쉬며 상체를 굽힙니다.
④ 20~30초간 자세를 유지하고 3회 반복합니다.

Daily Log
Date ✓

38

엉덩이, 전신
무릎 꿇고 엎드리기 (아기 자세)

① 무릎 꿇고 앉아 두 무릎을 어깨너비로 벌립니다.

② 엉덩이를 발뒤꿈치에 딱 붙여 떨어지지 않도록 하고 가슴과 머리를 바닥에 숙입니다.

③ 이마가 바닥에 편안하게 닿도록 하고 두 팔을 머리 위로 쭉 뻗습니다. 손바닥은 바닥에 붙입니다.

④ 20~30초간 유지하고 3회 반복합니다.

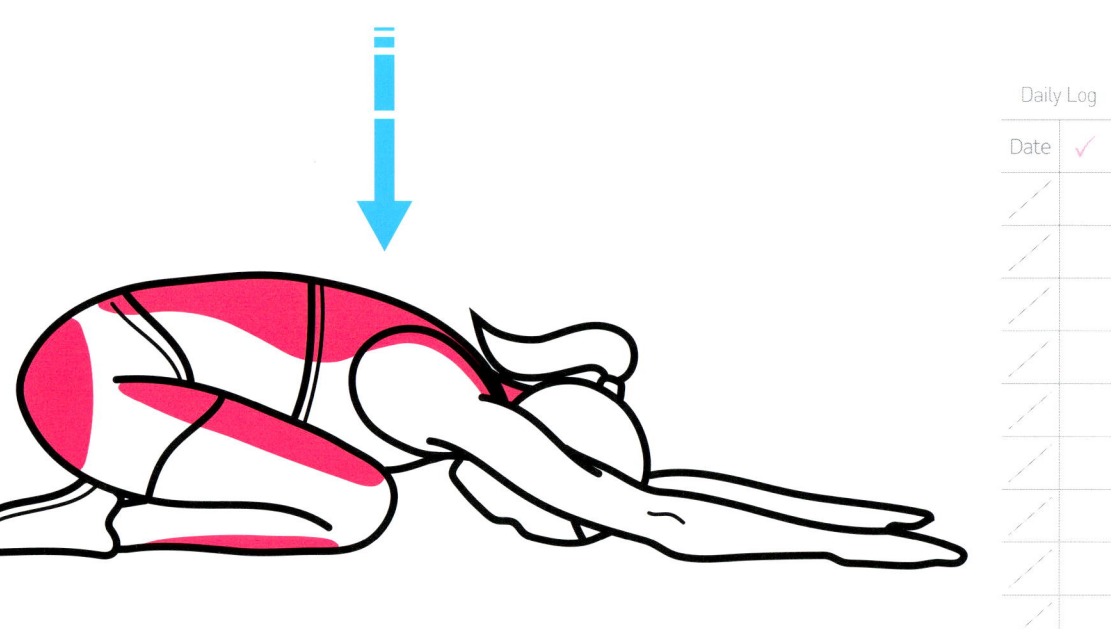

Daily Log

Date ✓

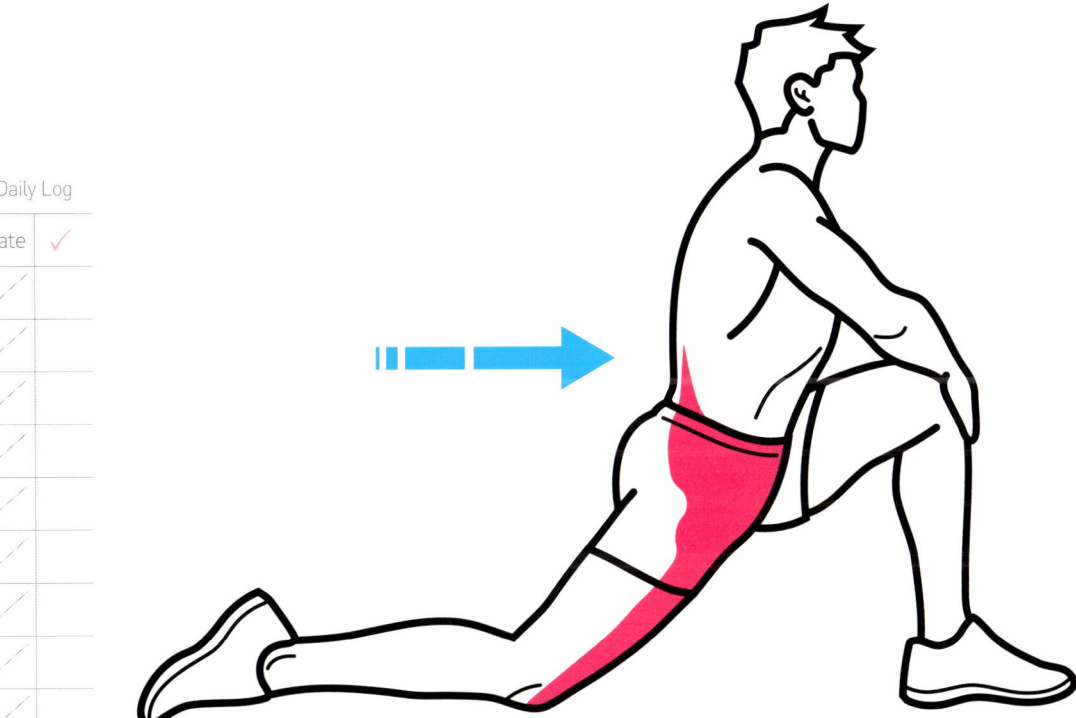

엉덩이, 허벅지 앞쪽

한쪽 다리 내밀어 무릎 굽히기 (포워드 런지)

① 다리를 골반너비로 벌려 섭니다. 복부에 힘을 주어 왼다리를 크게 앞으로 내밉니다. 체중을 앞으로 이동하는데, 왼쪽 뒤꿈치가 먼저 바닥에 닿도록 합니다.

② 왼쪽 허벅지가 바닥과 수평이 되도록 자세를 낮춥니다.

③ 오른쪽 정강이를 바닥에 붙이는데, 오른쪽 무릎이 바닥에 살짝 닿게 합니다. 체중을 왼쪽 뒤꿈치에 싣습니다.

④ 20~30초간 유지한 뒤 반대쪽으로도 똑같이 합니다. 3회 반복합니다.

Daily Log

Date ✓

40

엉덩이, 허벅지 안쪽

앉아서 한쪽 다리 뒤로 뻗기 (비둘기 자세)

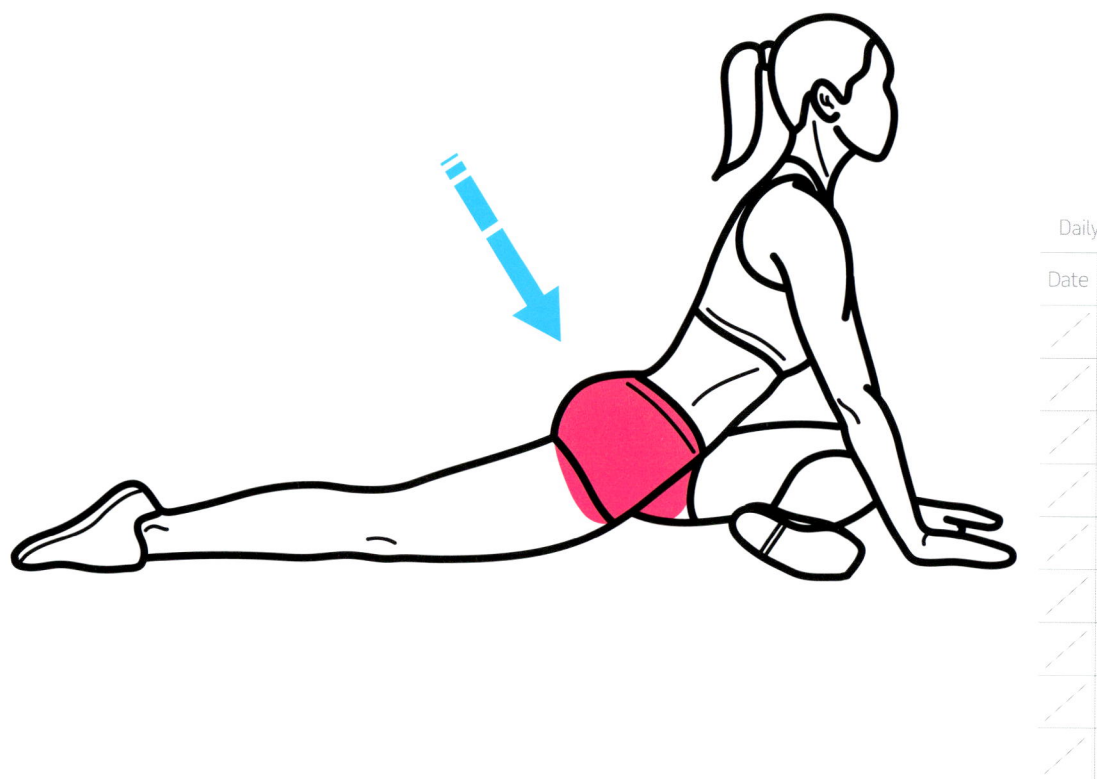

① 바닥에 무릎을 꿇고 앉습니다. 무릎을 접은 채로 왼쪽 다리를 앞으로 내밀어 바닥에 붙입니다.

② 오른쪽 다리를 뒤로 뻗고 오른쪽 정강이를 바닥에 붙입니다.

③ 두 팔을 앞으로 뻗어 손바닥을 바닥에 붙입니다.

④ 상체는 앞으로 숙이고 등은 곧게 펴줍니다. 어깨 힘을 빼고 팔은 가능한 한 앞으로 쭉 뻗습니다.

⑤ 20~30초간 유지한 뒤 반대쪽으로도 똑같이 합니다. 3회 반복합니다.

tip
- 뒤로 뻗은 다리가 공중에 뜨지 않도록 주의합니다.
- 엉덩이 근육이 유연하지 않을 경우, 안으로 접은 발을 오므려도 좋습니다.

Daily Log

Date ✓

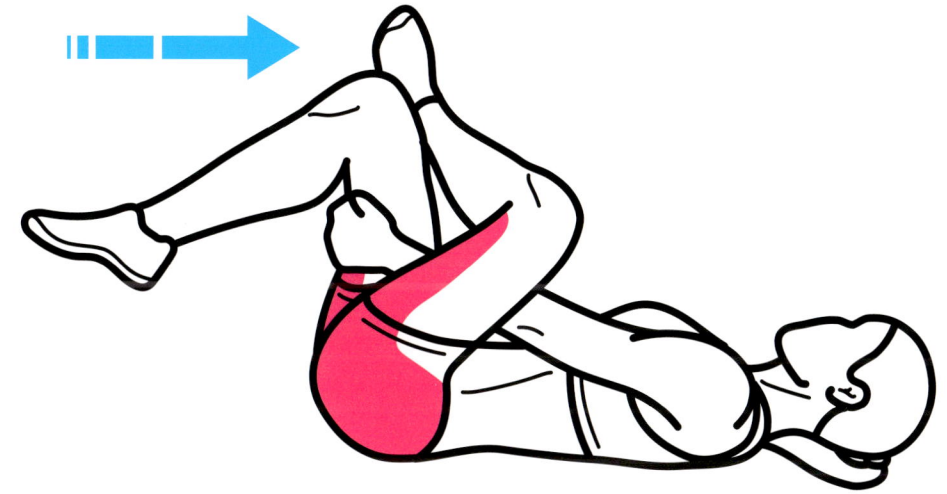

41

엉덩이, 허벅지 뒤쪽
누워서 한쪽 허벅지 당기기

① 바닥에 누운 상태에서 두 무릎을 굽혀 엉덩이 위로 들어 올립니다.

② 왼발을 오른쪽 무릎에 걸치는데, 왼 무릎이 왼편에 돌출되도록 합니다.

③ 양손으로 오른쪽 허벅지 아래를 잡고 위로 부드럽게 당깁니다.

④ 20~30초간 유지한 뒤 반대쪽으로도 똑같이 합니다. 3회 반복합니다.

42

엉덩이, 옆구리, 허벅지
런지 자세에서
몸 회전하기

① 서서 왼다리를 뒤로 뻗어 런지 자세를 취합니다.
② 배에 힘을 주고 왼손을 바닥에 붙입니다.
③ 오른손을 우측 위로 올리고 가슴이 우측을 향하도록 몸을 돌립니다.
④ 20~30초간 유지한 뒤 반대쪽으로도 똑같이 합니다. 3회 반복합니다.

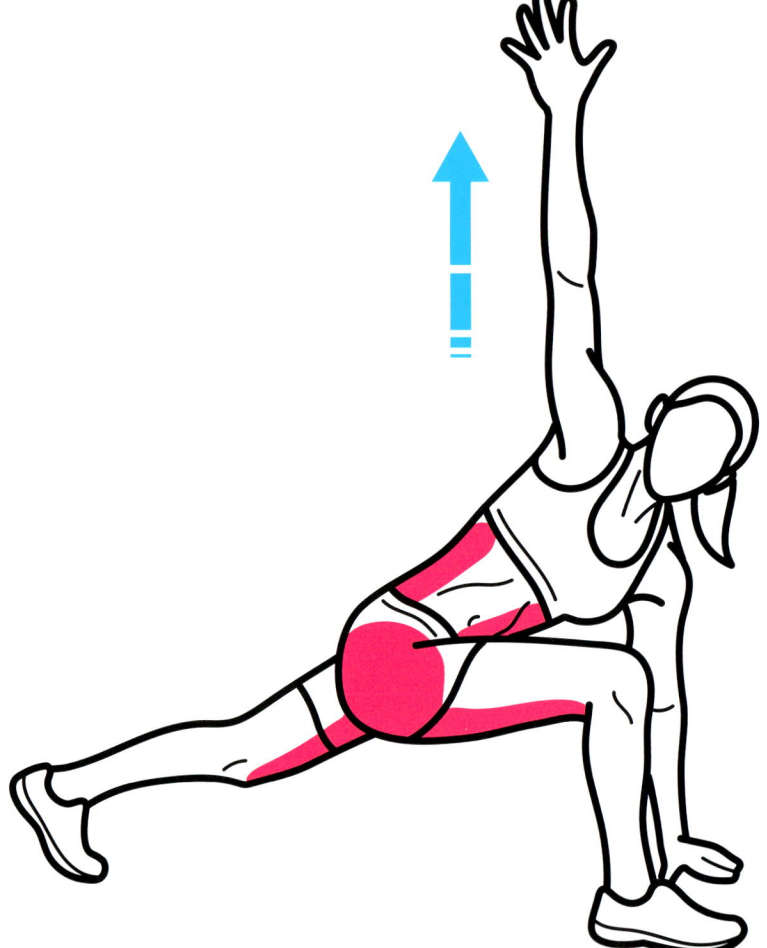

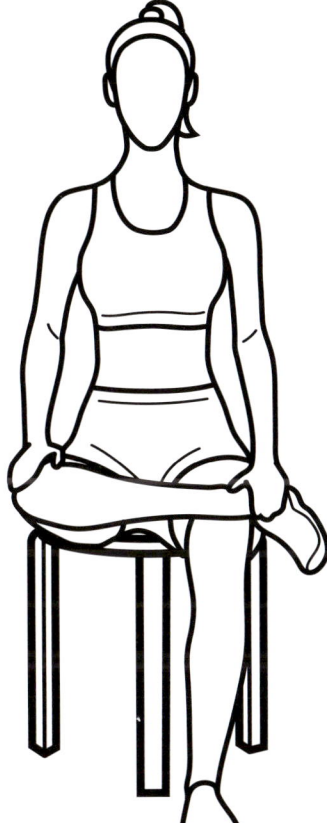
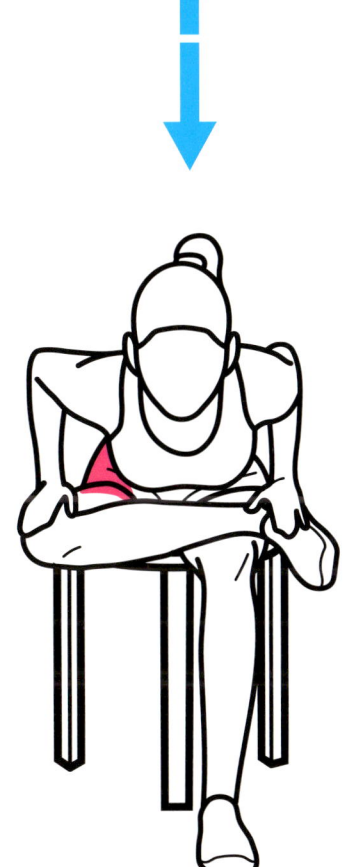

43

엉덩이, 골반
의자에 앉아 다리 접고 몸 숙이기

① 의자에 등을 세워 앉아 오른쪽 발목이 왼다리 무릎에 오도록 접습니다. 양손으로 오른다리를 잡습니다.

② 허리를 편 상태로 천천히 숨을 내쉬면서 몸을 앞으로 굽힙니다. 시선은 정면을 향하고 허리로 바닥을 미는 느낌이 들도록 합니다.

③ 20~30초간 유지하고 상체를 천천히 들어 올립니다.

④ 발을 바꿔 똑같이 합니다. 3회 반복합니다.

tip
안쪽으로 접은 발의 끝을 위로 세우면 종아리와 허벅지 근육이 더욱 잘 늘어납니다.

44

엉덩이, 골반
기둥 잡고 좌우로 다리 흔들기

① 기둥 왼쪽에 서서 오른손으로 기둥을 잡습니다.
② 왼다리를 오른다리 앞으로 차되 좌우로 왔다 갔다 흔듭니다.
③ 8회 실시하고 반대쪽으로도 똑같이 합니다. 3세트 반복합니다.

tip
- 다리를 좌우로 흔들 때 기둥을 차지 않도록 기둥에서 충분히 떨어져 섭니다.
- 기둥 대신 문설주(문틀)를 이용해도 됩니다.

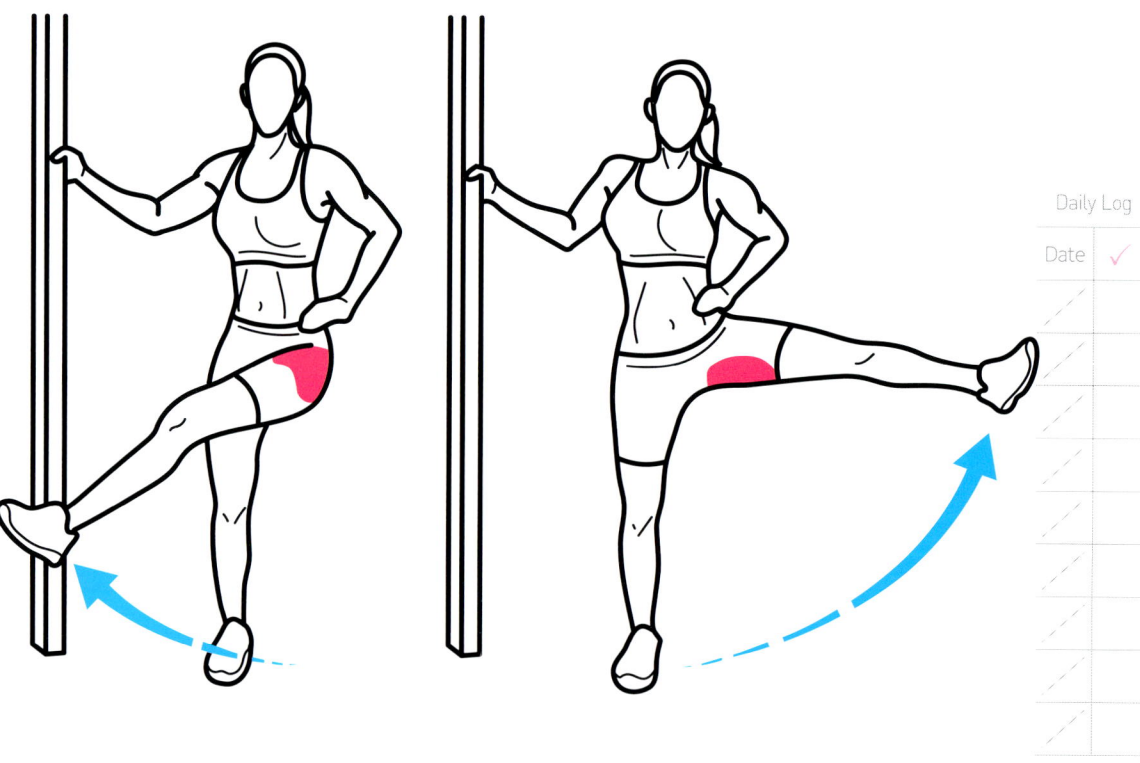

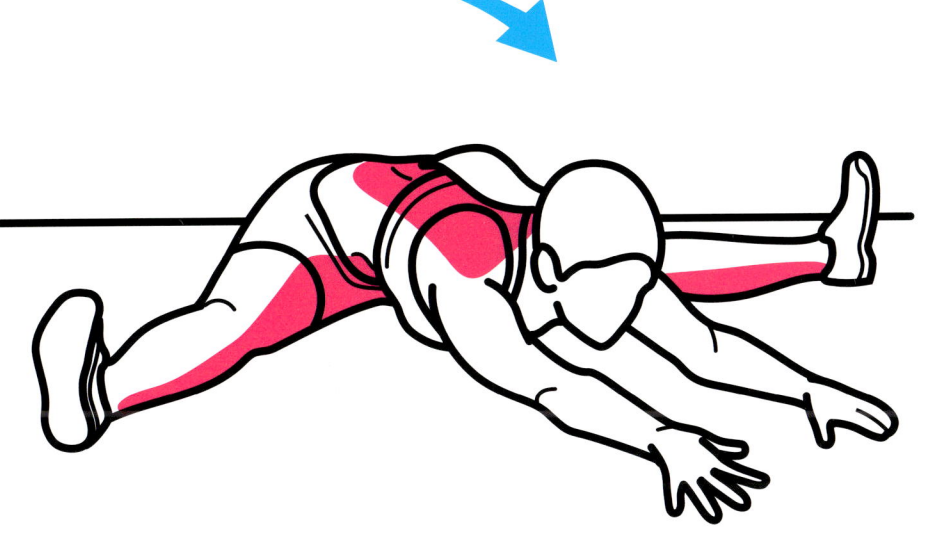

하체, 등
다리 벌리고 앉아 엎드리기

① 다리를 밖으로 뻗어 앉습니다. 두 손을 몸 뒤 바닥에 대고 상체를 살짝 뒤로 젖힙니다.

② 다리를 최대한 넓게 벌립니다. 등을 펴고 상체를 앞으로 굽힙니다.

③ 두 손을 다리 사이로 점점 앞으로 뻗되 허벅지 근육이 펴지는 느낌이 들 때까지 합니다.

④ 시선은 정면을 향하고 가능하다면 턱을 바닥에 댑니다.

⑤ 20~30초간 유지하고 3회 반복합니다.

tip
등이 둥글게 말리지 않도록 상체를 뻗은 자세를 유지합니다.

46

허벅지 앞쪽
한쪽 발 뒤로 당기기

① 다리를 골반너비로 벌리고 등은 곧게 펴서 섭니다.
② 오른팔을 뒤로 돌려 오른발을 잡아당깁니다.
③ 양쪽 허벅지가 나란히 되게 하고 오른발은 엉덩이에 닿도록 합니다.
④ 20~30초간 유지하고 반대쪽으로도 똑같이 합니다. 3회 반복합니다.

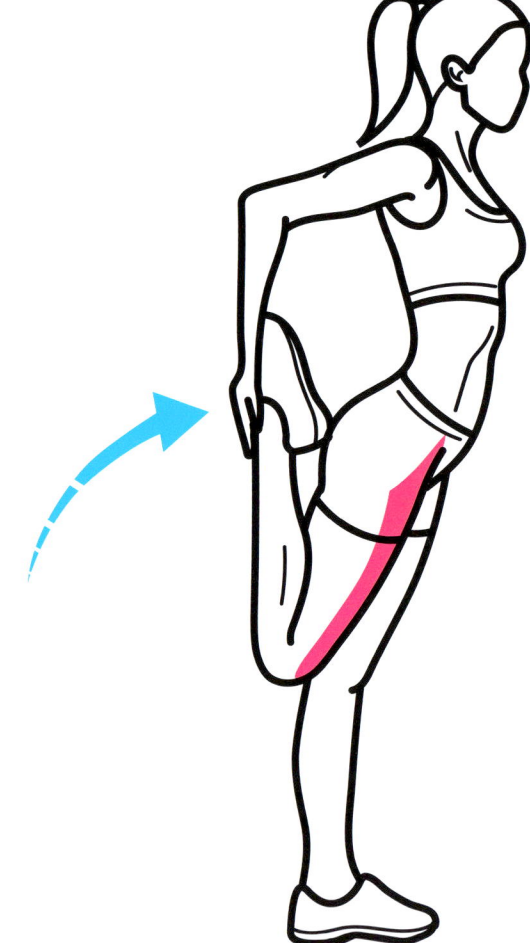

Daily Log

Date ✓

허벅지 앞쪽
런지 자세에서 뒷다리 잡아당기기

① 무릎 꿇은 상태에서 왼쪽 발을 성큼 앞으로 내밀어 런지 자세를 취합니다.
② 오른쪽 무릎과 정강이는 바닥에 붙입니다.
③ 왼손은 왼쪽 허벅지에 올리고, 오른발을 바닥에서 들어 올립니다.
④ 오른손을 뒤로 뻗어 오른발을 잡고 몸 쪽으로 당깁니다.
⑤ 20~30초간 유지한 뒤 발을 바꿔 똑같이 합니다. 3회 반복합니다.

tip
- 앞쪽으로 내민 무릎이 발목 앞으로 나가지 않도록 주의합니다.
- 엉덩이를 아래로 밀고 골반은 안으로 집어넣어 척추가 좌우로 치우치지 않도록 합니다.

48

허벅지 앞쪽

벤치에 한쪽 다리 걸치기

① 오른발을 뒤로 돌려 벤치(또는 의자)에 발끝을 걸칩니다.
② 상체를 꼿꼿이 세우고 두 손을 허리에 붙인 채 오른쪽 무릎이 바닥에 닿도록 자세를 낮춥니다.
③ 20~30초간 자세를 유지하고 반대쪽으로도 똑같이 합니다. 3회 반복합니다.

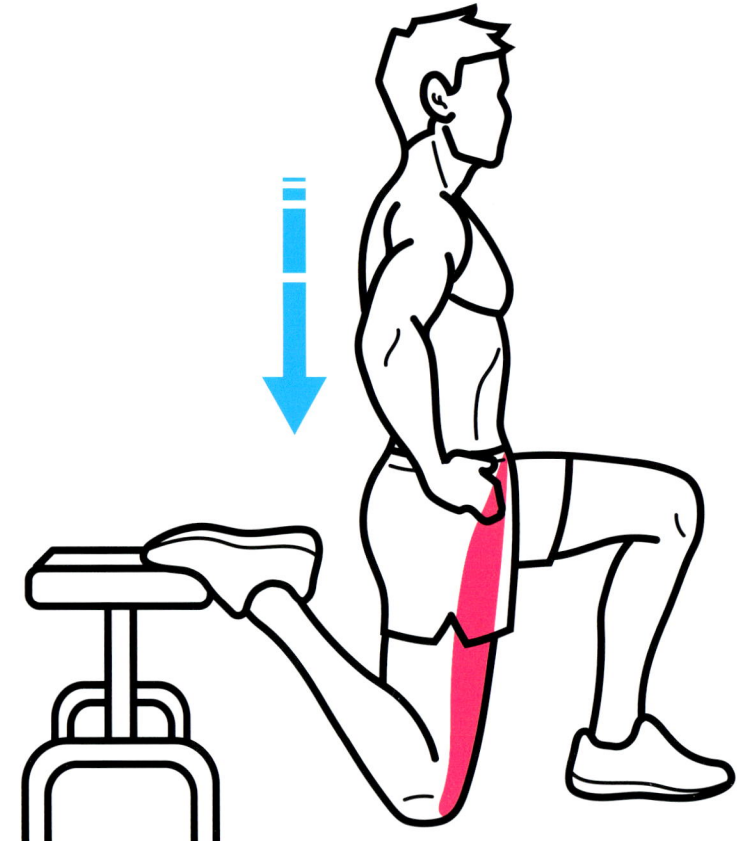

허벅지 앞쪽
누워서 옆으로 다리 접기

① 등을 대고 누워 다리를 쭉 뻗습니다. 팔은 살짝 벌려 바닥에 댑니다.

② 오른다리를 옆으로 빼서 접습니다.

③ 20~30초간 유지하고 반대쪽으로도 똑같이 합니다. 3회 반복합니다.

tip
- 머리가 몸과 일직선이 되어야 호흡이 편안합니다.
- 허리가 바닥에서 너무 뜨지 않도록 주의합니다.

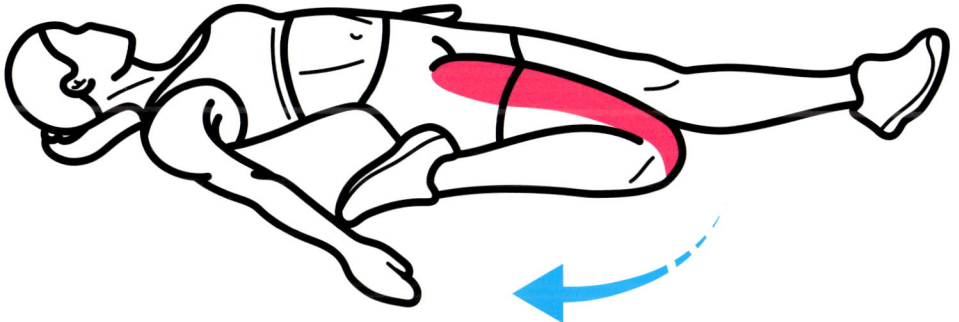

Daily Log

Date ✓

50

허벅지 뒤쪽, 엉덩이
다리 높이 들며 걷기

① 선 자세에서 한쪽 다리를 최대한 높이 들며 걷습니다. 이때 반대쪽 팔을 앞으로 내밀고 팔꿈치는 굽힙니다.
② 다리를 바꿀 때 팔도 바꾸어 걷습니다.
③ 총 20회 반복합니다.

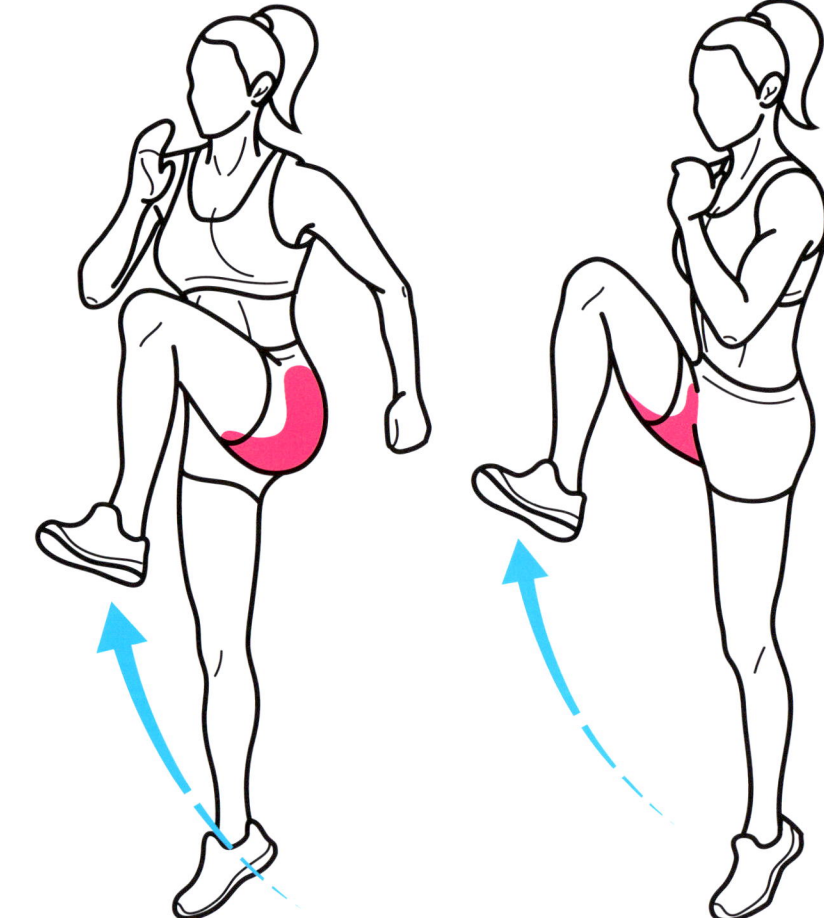

Daily Log

Date ✓

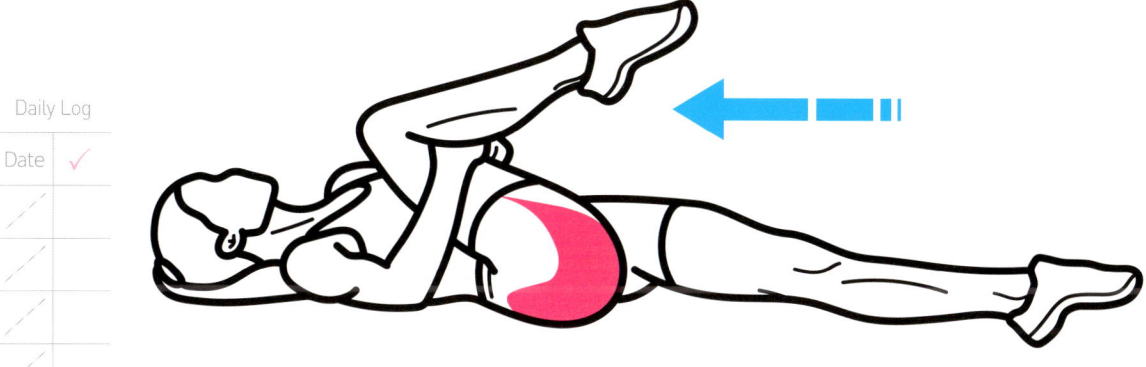

허벅지 뒤쪽, 엉덩이
누워서
다리 당기기

① 등을 대고 누워 다리를 곧게 폅니다.
② 두 손으로 오른쪽 무릎 안쪽을 잡아 당겨 가슴 쪽으로 지그시 누릅니다.
③ 머리를 바닥에 붙이고 등허리가 굽지 않도록 합니다.
④ 20~30초간 유지한 뒤 반대쪽으로도 똑같이 합니다. 3회 반복합니다.

52

허벅지
기둥 잡고 앞뒤로 다리 흔들기

① 서서 왼손으로 기둥을 잡고 오른다리를 앞뒤로 흔듭니다.
② 균형이 무너지지 않는 선에서 다리를 최대한 높이 흔듭니다.
③ 8회 실시하고 반대쪽으로도 똑같이 합니다. 3세트 반복합니다.

tip
기둥 대신 문설주(문틀)를 이용해도 됩니다.

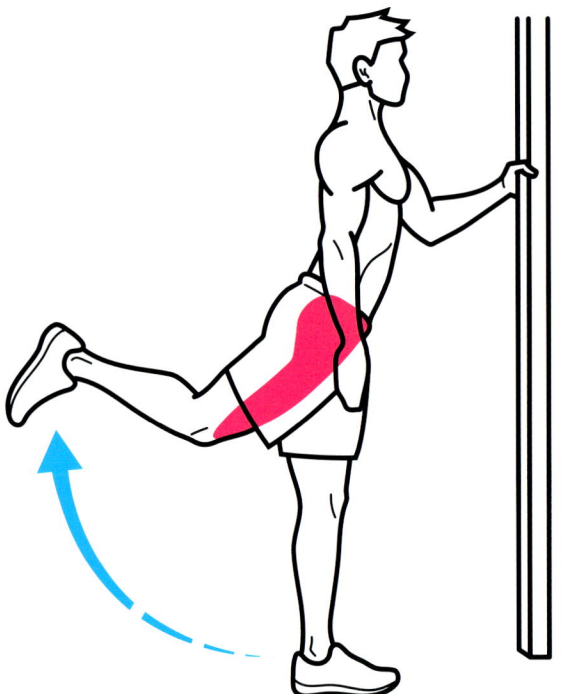
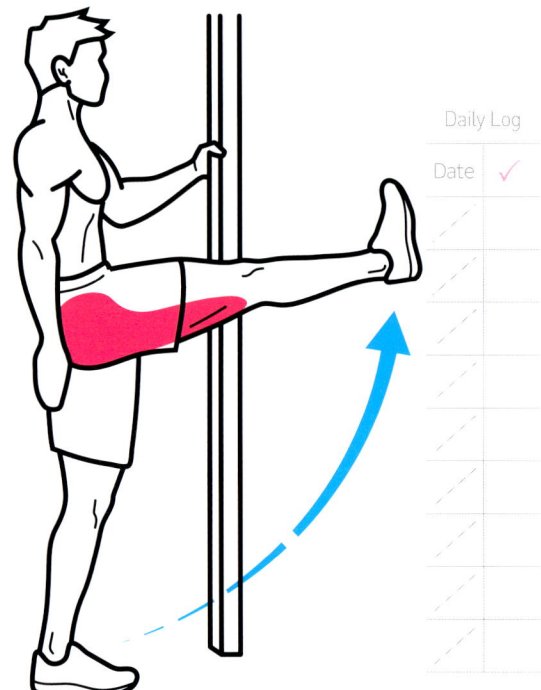

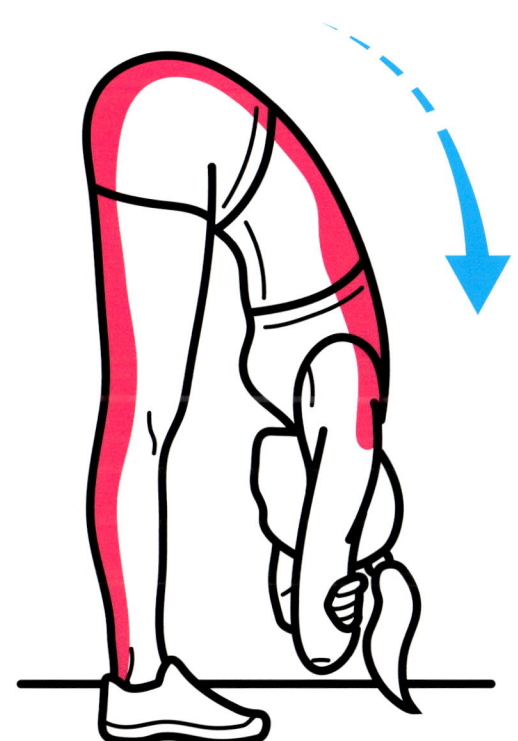

허벅지 뒤쪽, 등
선 자세에서 상체 접기

① 다리를 골반너비로 벌려 섭니다.

② 두 손을 엉덩이에 대고 무릎을 편 채 골반을 이용해 상체를 구부립니다.

③ 두 팔을 머리 위로 올려 반대편 팔을 잡고 좌우로 가볍게 흔들어줍니다.

④ 20~30초간 유지하고 3회 반복합니다.

54

허벅지 뒤쪽, 등

상체 접어
두 손 위로 뻗기

① 두 팔을 등 뒤로 돌려 두 손을 깍지 끼고 양쪽 어깨를 오무립니다.
② 다리를 골반너비로 벌려 서서 무릎을 편 채 상체를 구부립니다.
③ 두 팔을 가능한 한 높이 들어 올립니다. 목에 힘을 빼고 머리를 바닥으로 떨어뜨립니다.
④ 20~30초간 유지하고 3회 반복합니다.

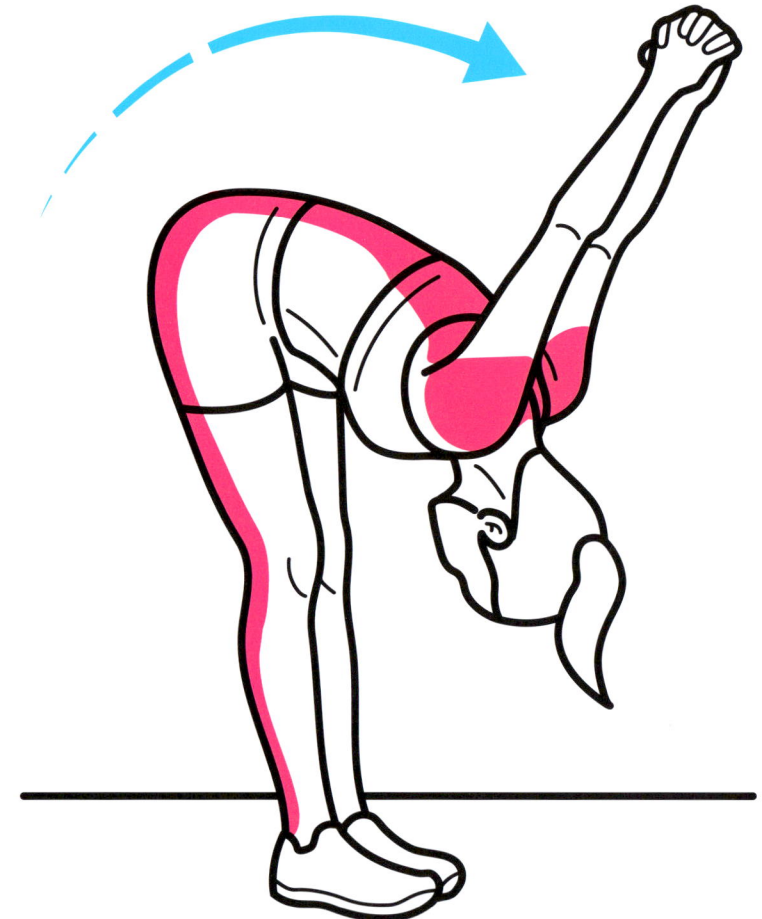

Daily Log

Date ✓

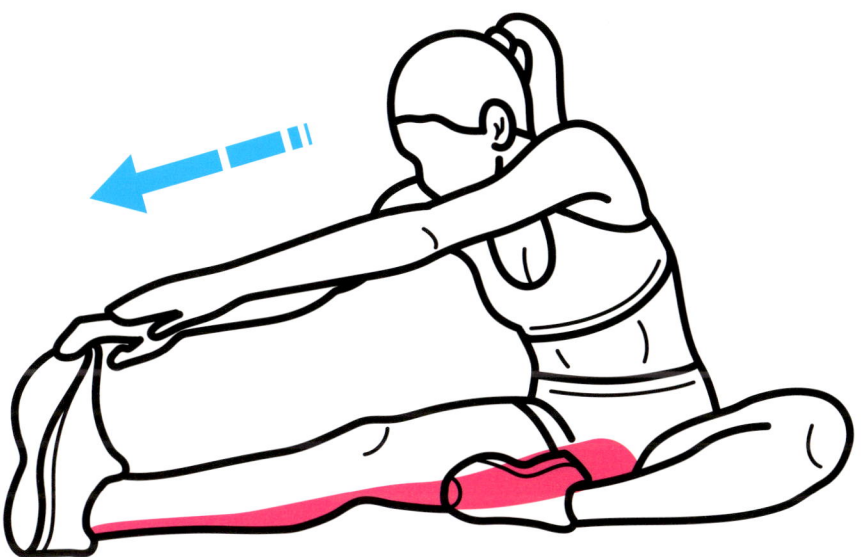

허벅지 뒤쪽
한쪽 다리 펴서 발끝 잡기

① 바닥에 앉아 등을 곧게 펴고 오른다리를 앞으로 쭉 뻗습니다. 왼다리는 안으로 접어서 오른다리 안쪽에 붙입니다.

② 등을 곧게 펴고 골반을 접어 오른다리 위로 숙입니다.

③ 두 손으로 발목이나 발바닥을 잡습니다. 손이 발에 닿지 않으면 종아리를 잡아도 됩니다.

④ 20~30초간 유지하고 반대쪽으로도 똑같이 합니다. 3회 반복합니다.

Daily Log

Date

56

허벅지 뒤쪽, 엉덩이
발뒤꿈치 누르며 다리 뻗기

① 어깨너비로 선 상태에서 오른다리를 앞으로 쭉 뻗습니다.
② 오른쪽 발뒤꿈치를 누르며 오른발을 위로 세웁니다.
③ 두 손을 골반에 얹어 등을 펴고 왼쪽 무릎을 굽히며 몸을 천천히 숙입니다.
④ 20~30초간 유지하고 반대쪽으로도 똑같이 합니다. 3회 반복합니다.

tip
허리가 둥글게 말리지 않도록 주의합니다.

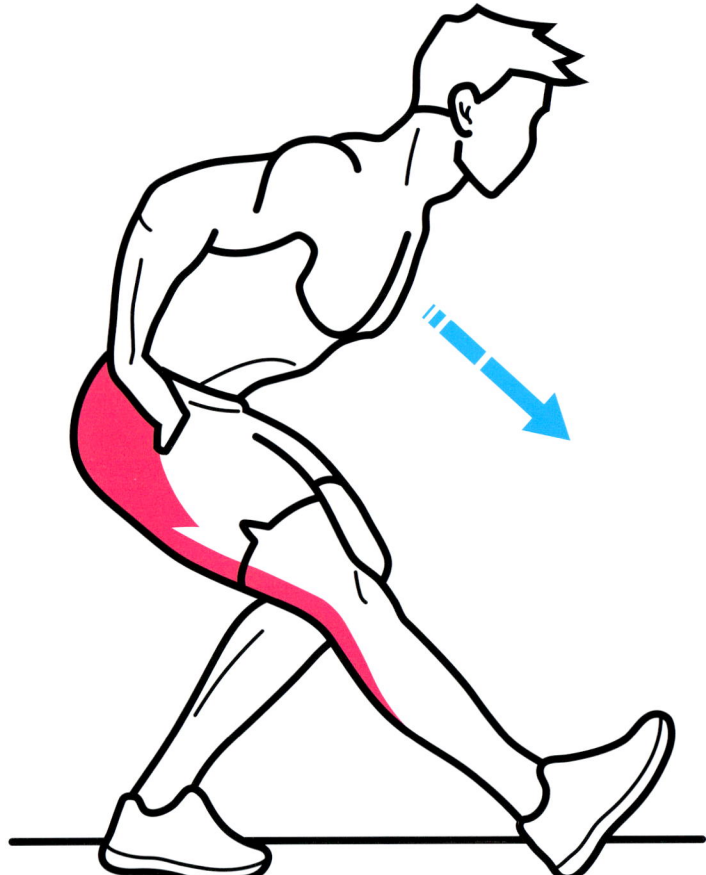

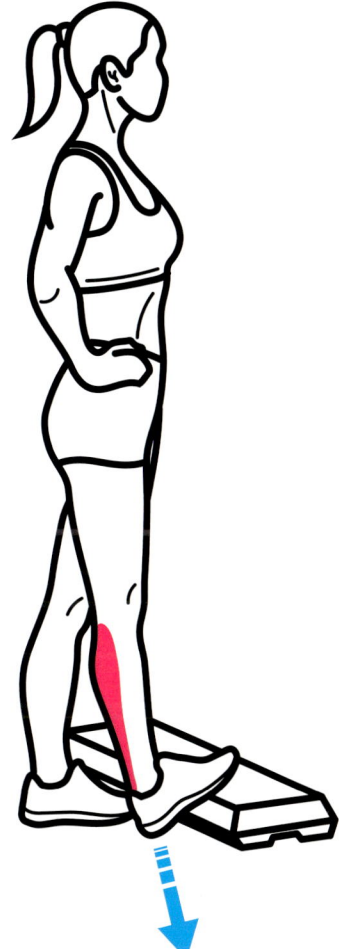

종아리
발판 위에 발 올리기

① 오른쪽 발바닥 상부를 발판 위에 올리고 뒤꿈치는 아래로 누릅니다.

② 두 손을 골반에 얹고 다리를 쭉 폅니다. 어깨는 뒤로 젖히고 복부에 힘을 줍니다.

③ 20~30초간 유지하고 발을 바꿔 똑같이 합니다. 3회 반복합니다.

58

종아리
런지 자세로 벽 밀기

① 앞에 벽을 두고 서서 오른발을 왼발 앞에 둡니다.
② 두 손을 어깨보다 살짝 높게 올려 벽을 밉니다.
③ 왼다리는 펴서 뒤로 쭉 뻗고 오른다리는 무릎을 굽힙니다(런지 자세).
④ 20~30초간 유지하고 반대쪽으로도 똑같이 합니다. 3회 반복합니다.

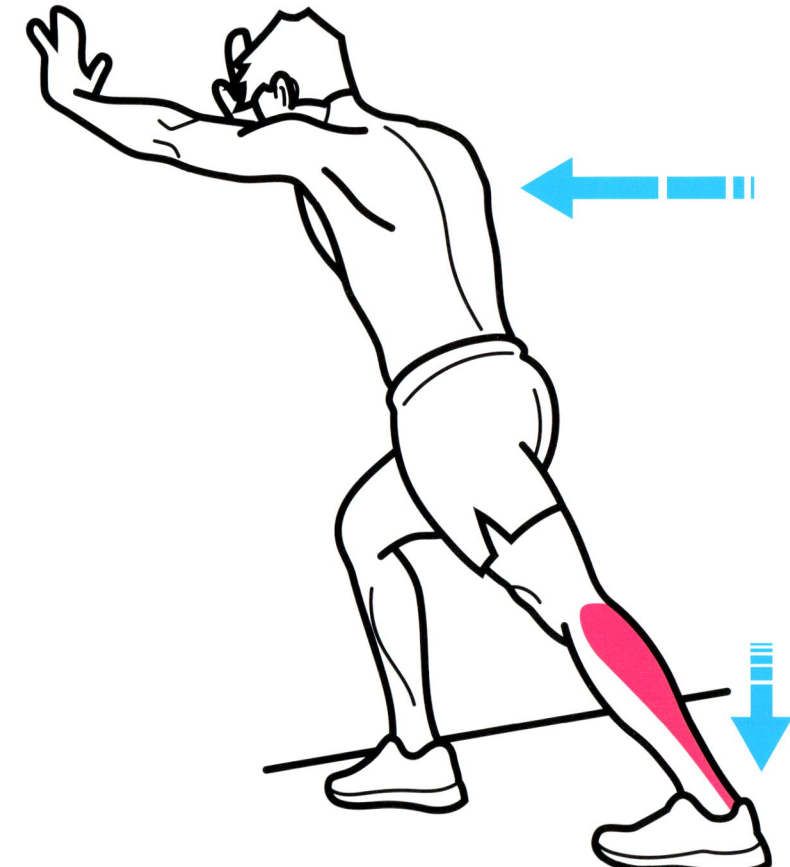

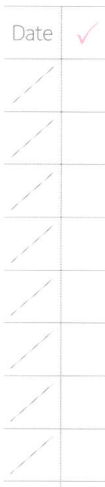
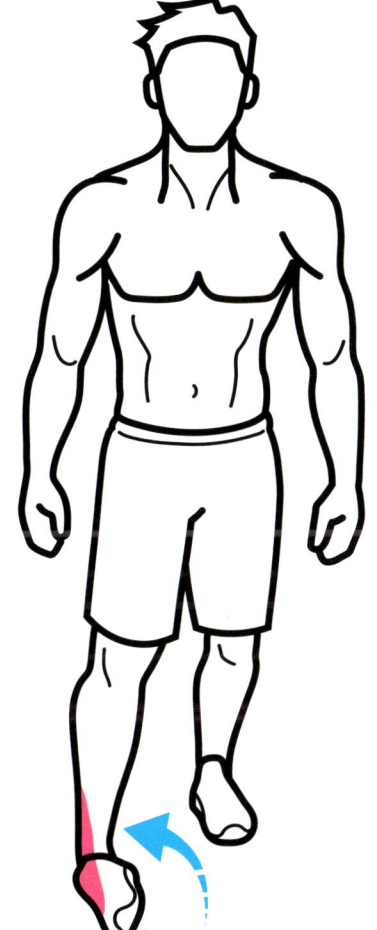

발목
서서 발목 돌리기

① 다리를 골반너비로 벌려 똑바로 섭니다.

② 오른발 발꿈치를 바닥에 고정한 채 발목을 바깥쪽으로 돌리고 20~30초간 유지합니다.

③ 발을 바꿔 똑같이 합니다. 3회 반복합니다.

60

발목, 정강이
앉아서 한쪽 무릎 들기

① 무릎을 꿇어앉은 자세에서 오른쪽 발바닥을 바닥에 짚고 오른 무릎을 세웁니다.

② 두 손은 손가락이 뒤로 향하도록 바닥을 짚습니다.

③ 상체를 살짝 뒤로 젖히고, 천천히 왼 무릎을 들어 올립니다. 자세가 흔들리지 않도록 손과 오른쪽 발바닥으로 지탱합니다.

④ 20~30초간 유지한 뒤 다리를 바꿔 똑같이 합니다. 3회 반복합니다.

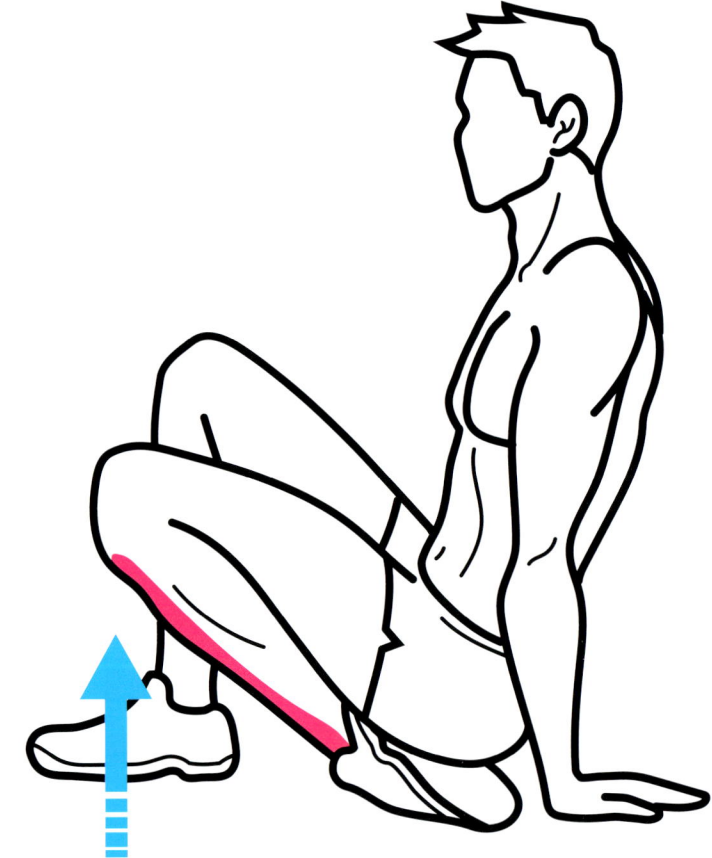

Daily Log

Date ✓

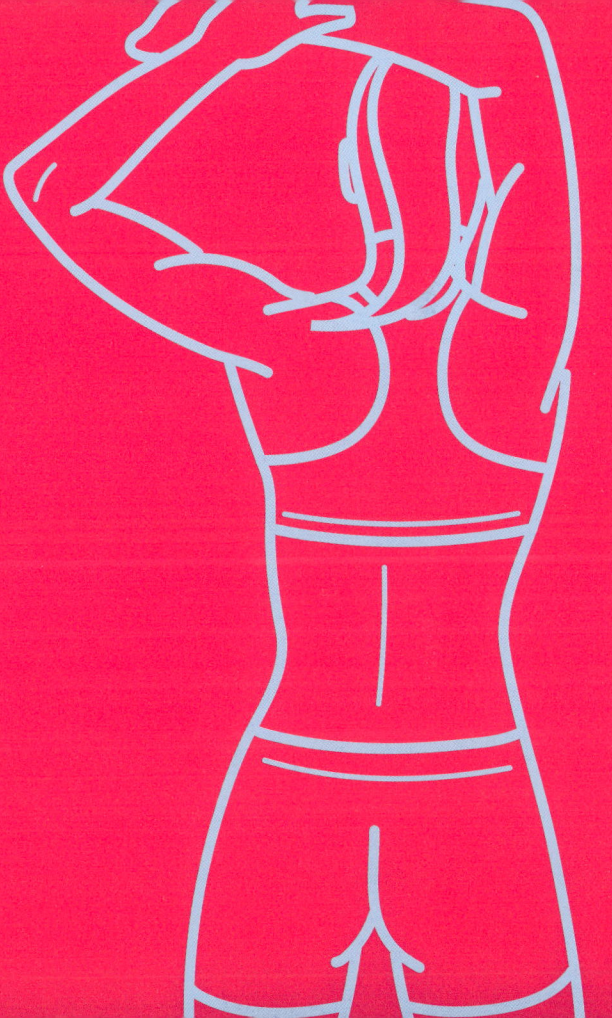

제3부
테마별 스트레칭 프로그램

어깨 결림 해소 / 요통 해소 / 다리 부기, 냉증 개선 / 구부정한 등, 자세 개선
대사 향상 / 생리통 완화 / 변비 개선 / 만성피로 개선 / 피로한 다리 풀기 Ⅰ
피로한 다리 풀기 Ⅱ / 숙면 유도하기 / 소화불량 개선 / 허리 디스크 개선 Ⅰ
허리 디스크 개선 Ⅱ / 식곤증 해소 / 아침 기상 직후 / 허리 건강 지키기
운동 전후 Ⅰ / 운동 전후 Ⅱ

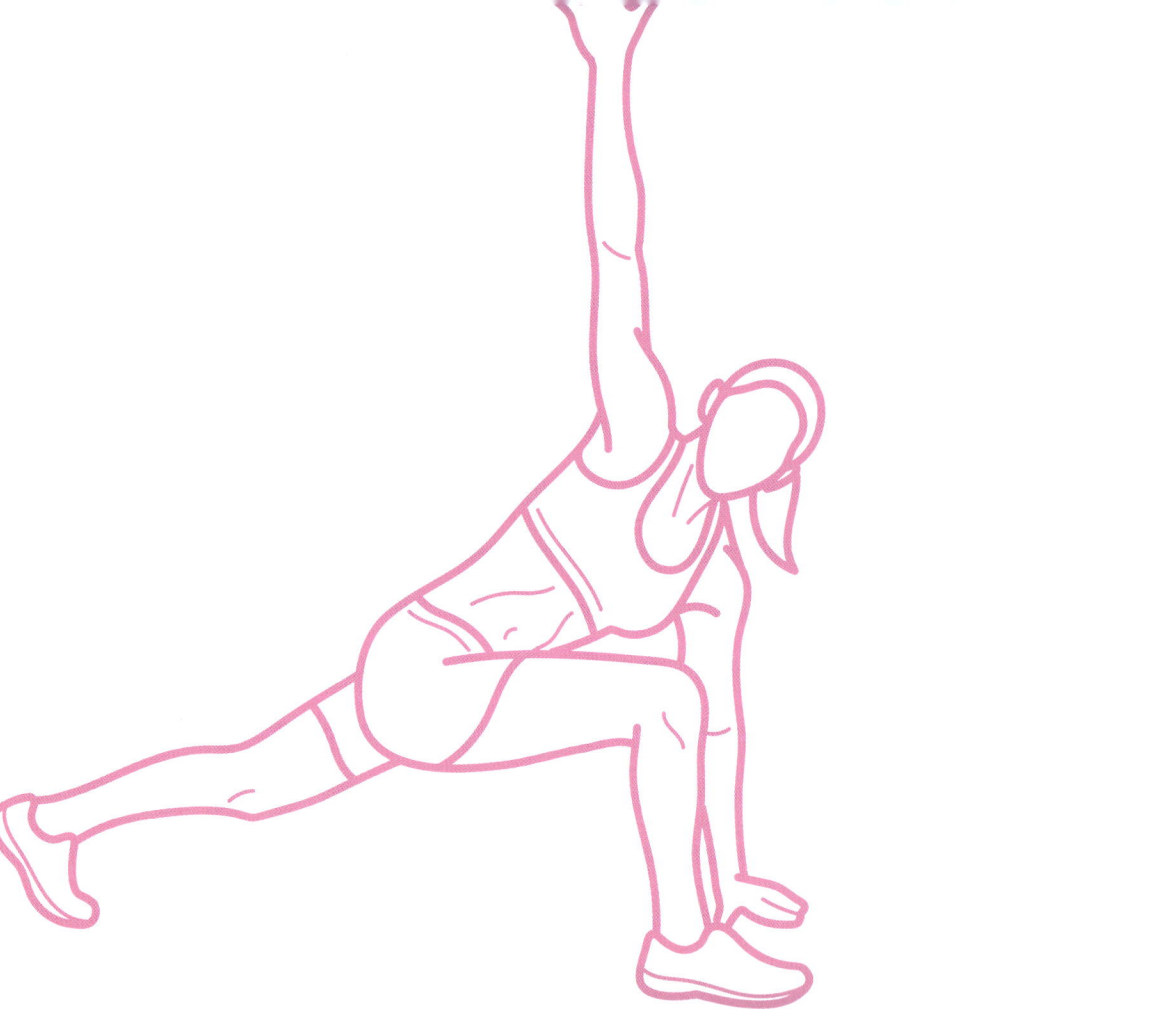

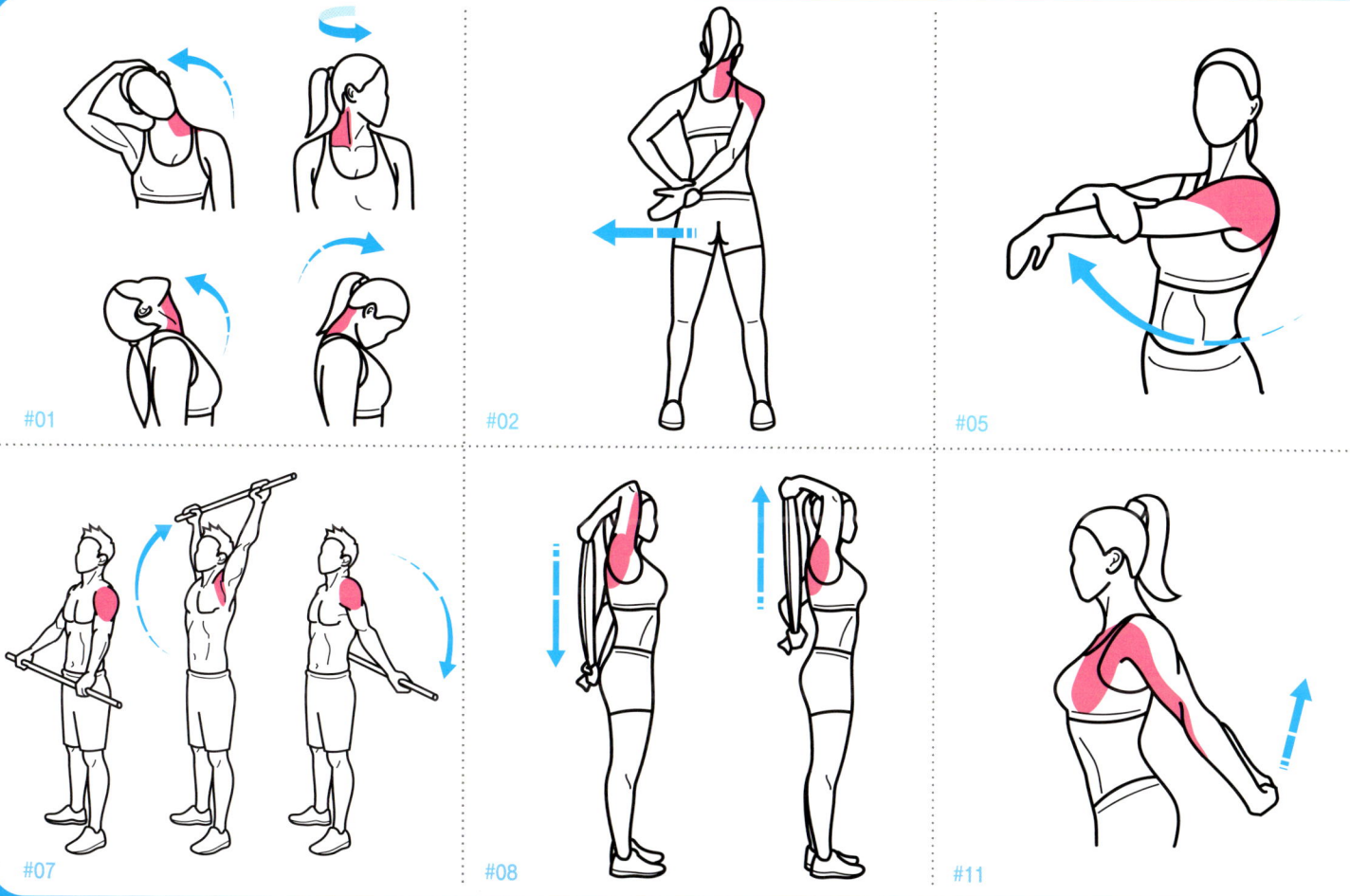

요통 해소

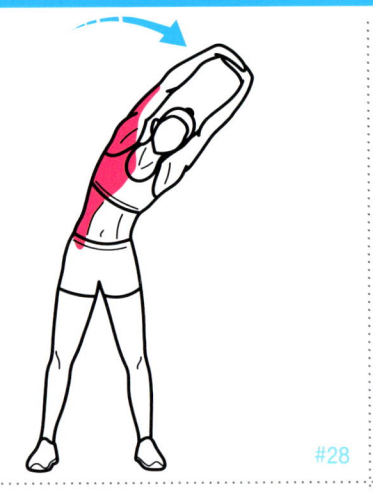
#28

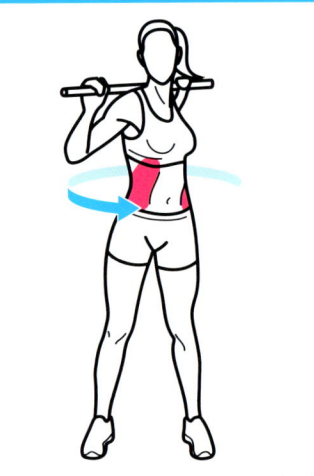
#31

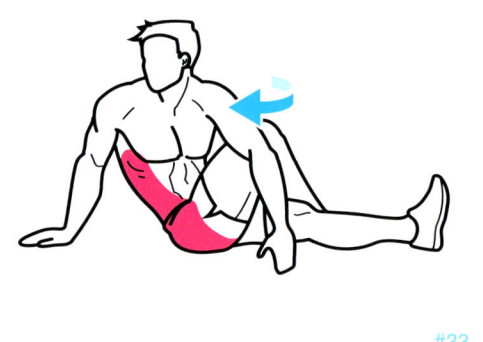
#33

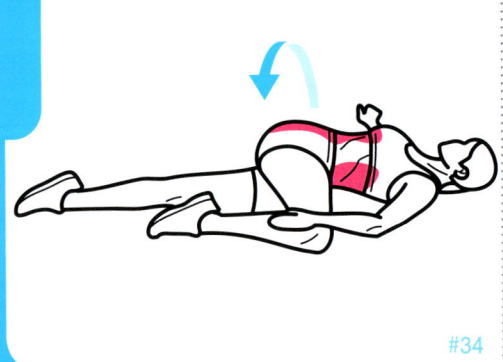
#34

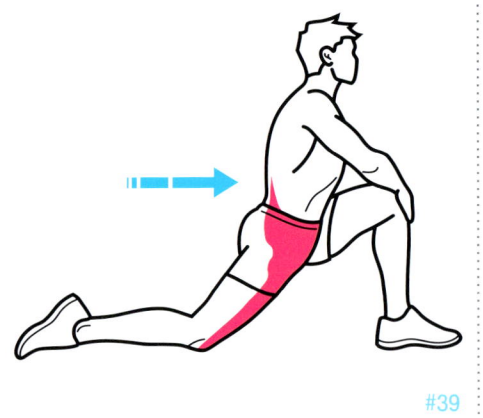
#39

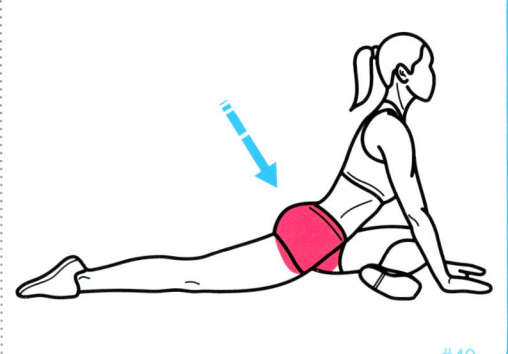
#40

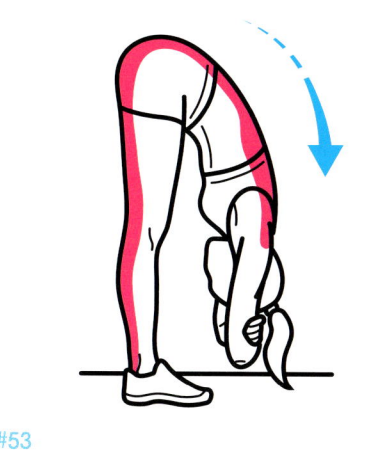
#53

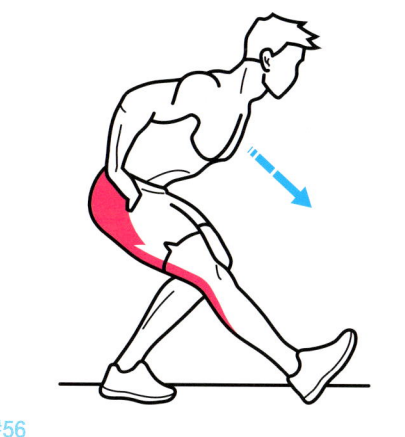
#56

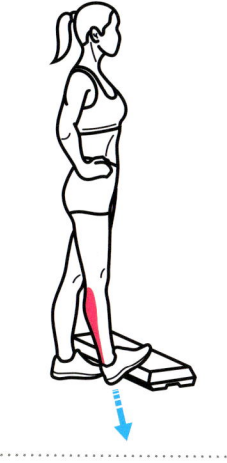
#57

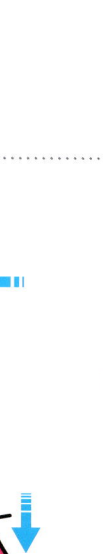
#58

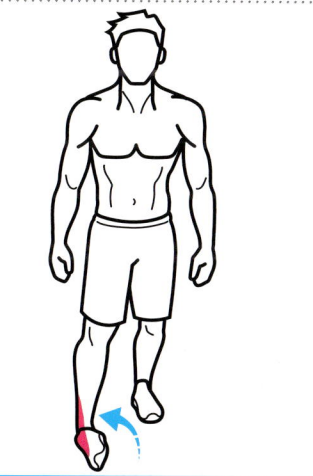
#59

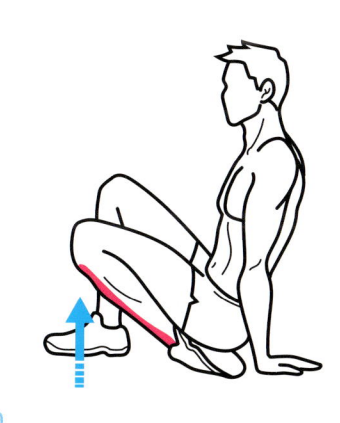
#60

다리 부기 / 냉증 개선

구부정한 등 / 자세 개선

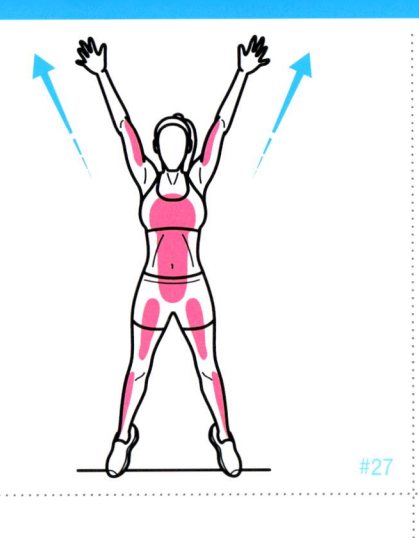
#27

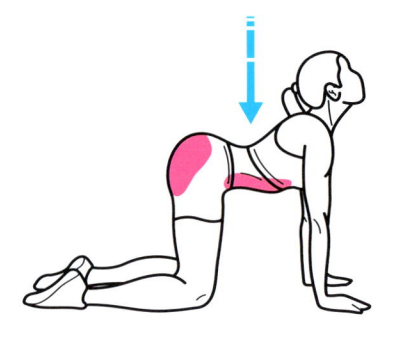
#22

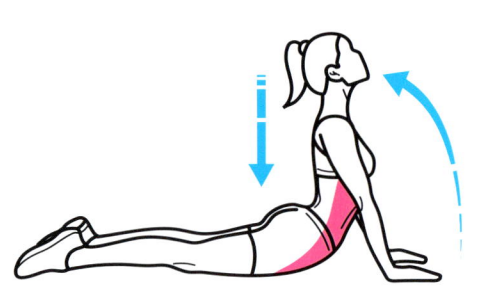
#23

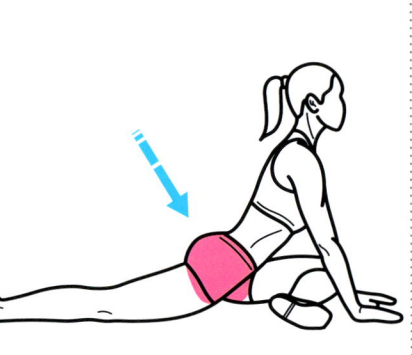
#40

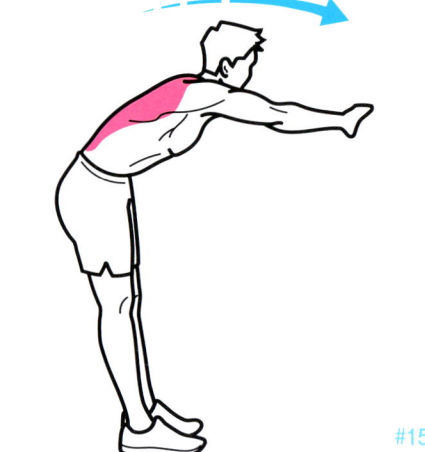
#15

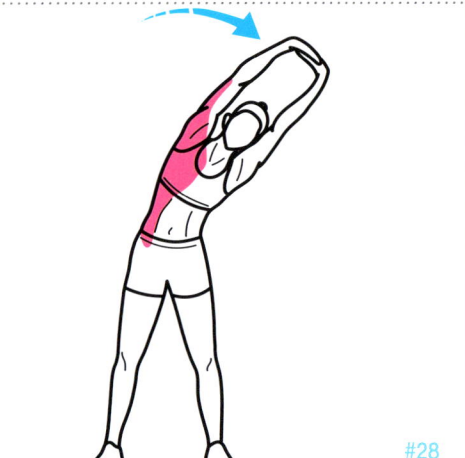
#28

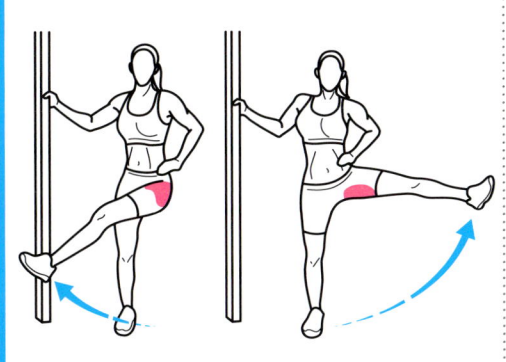

#44

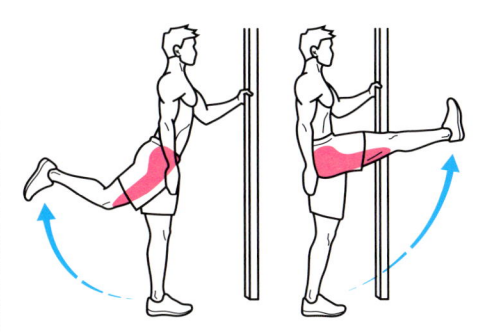

#52

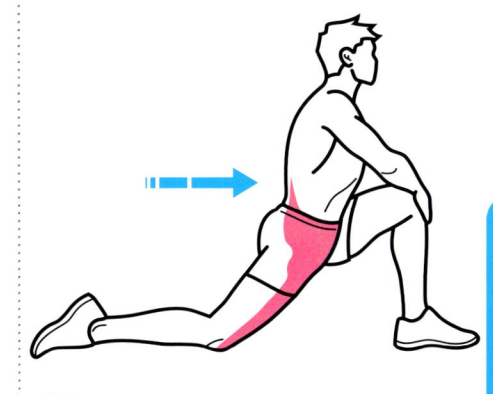

#39

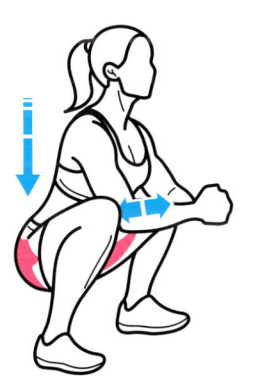

#35

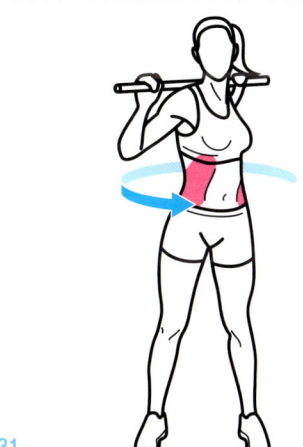

#31

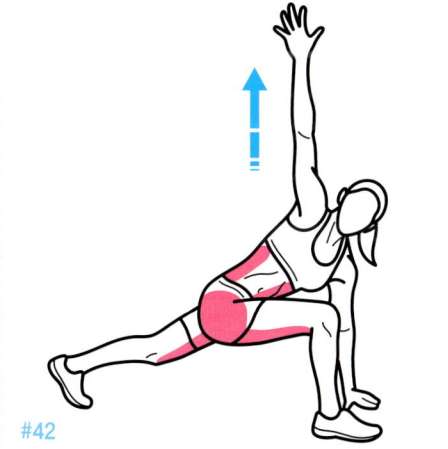

#42

대사 향상

생리통 완화

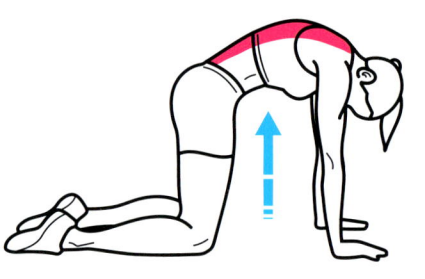

#19

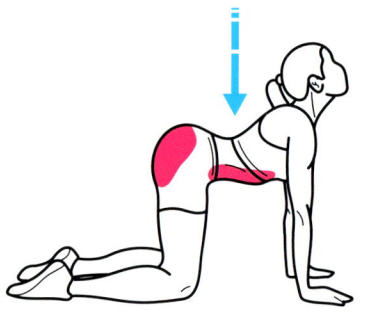

#22

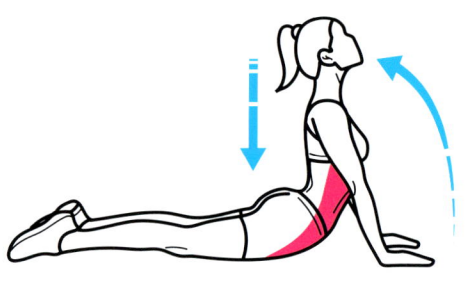

#23

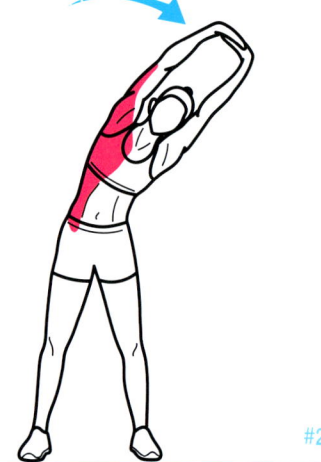

#28

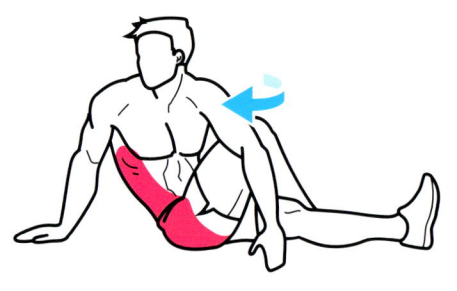

#33

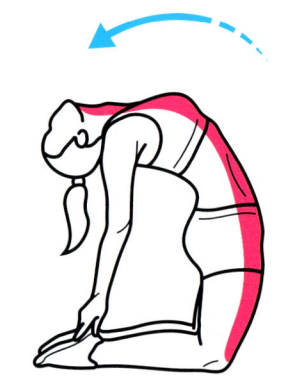

#24

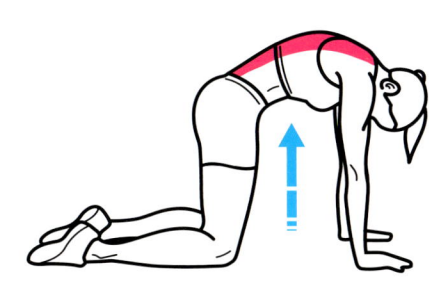

#19

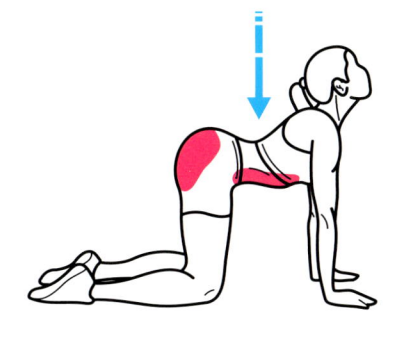

#22

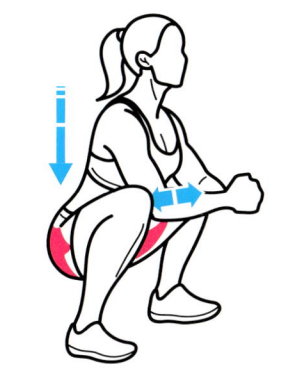

#35

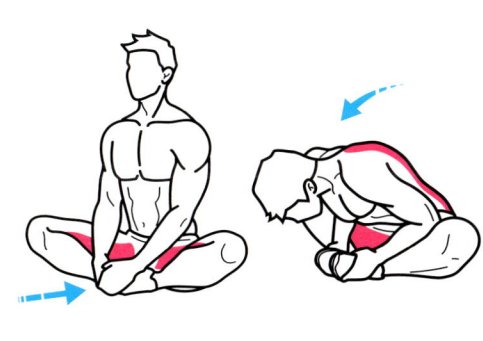

#37

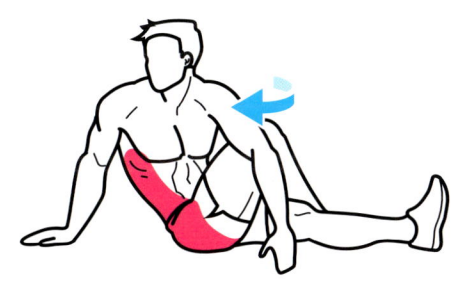

#33

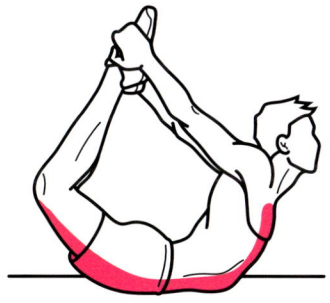

#25

변비 개선

만성피로 개선

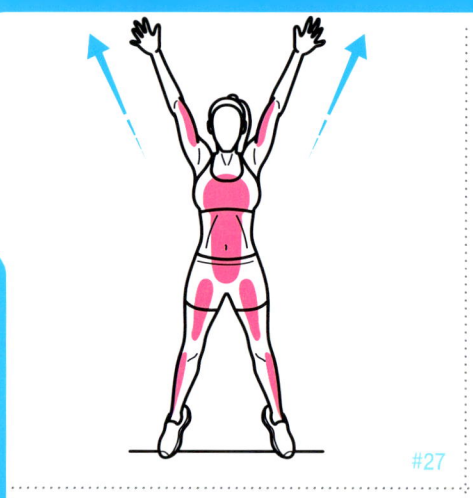
#27

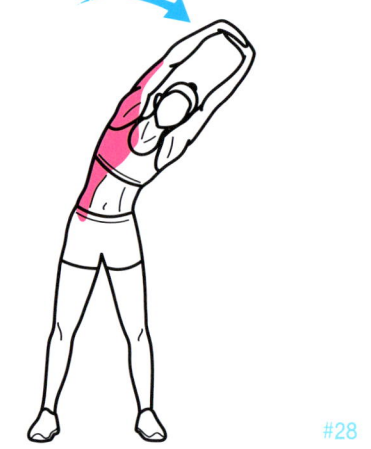
#28

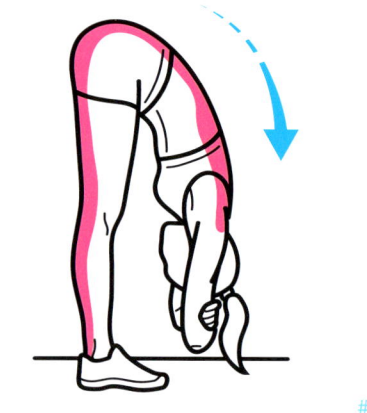
#53

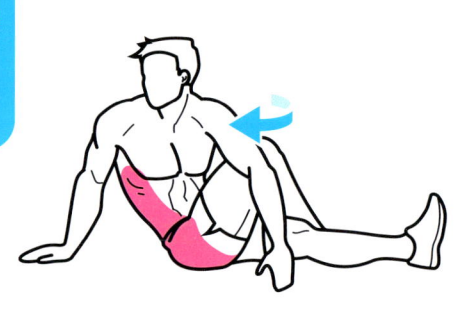
#33

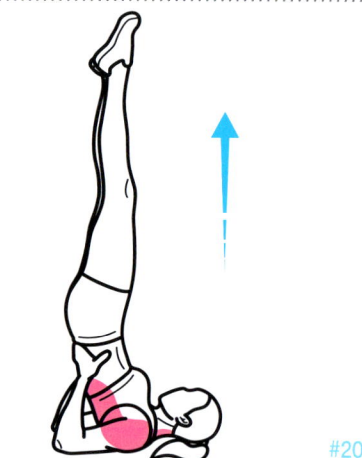
#20

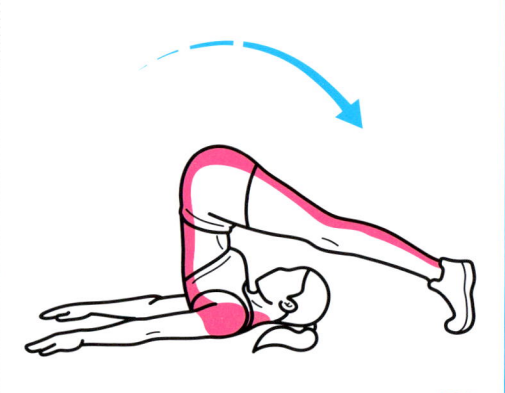
#21

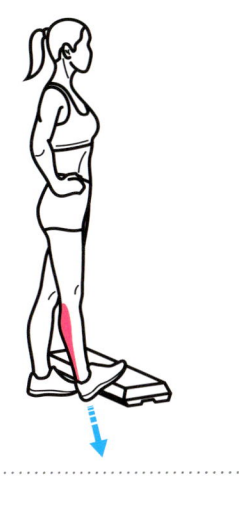

#57

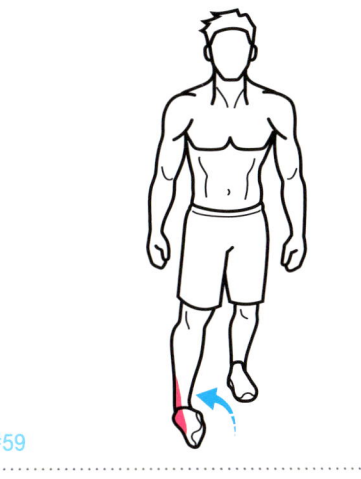

#59

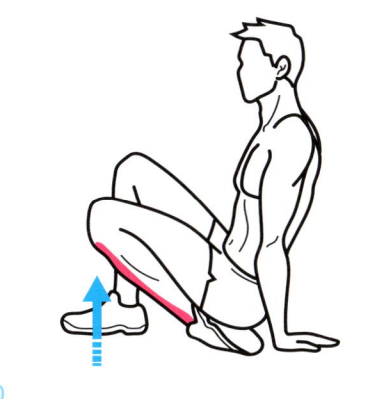

#60

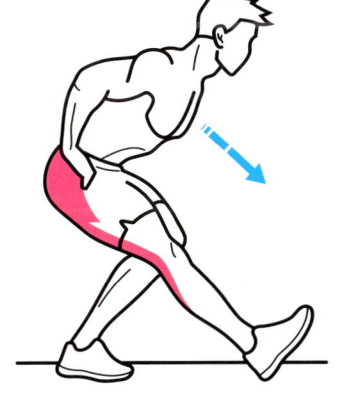

#56

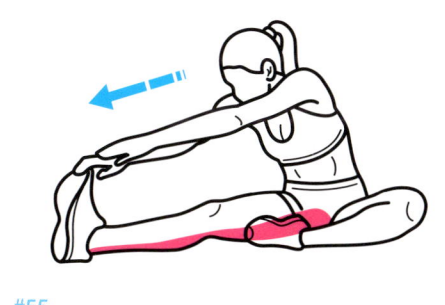

#55

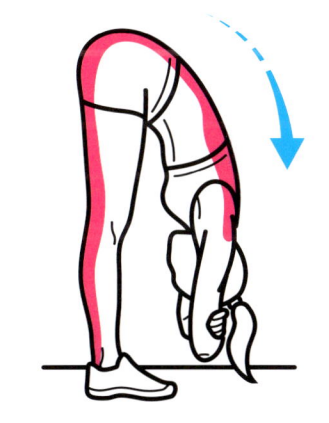

#53

피로한 다리 풀기 I

피로한 다리 풀기 =

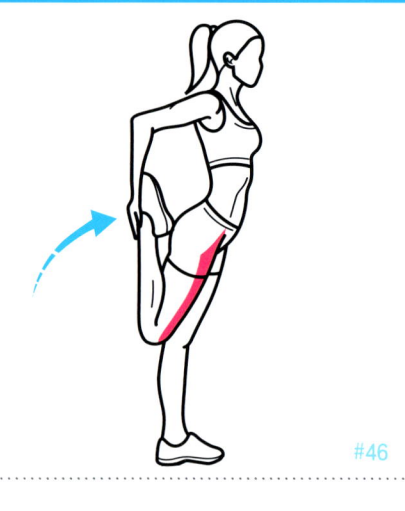
#46

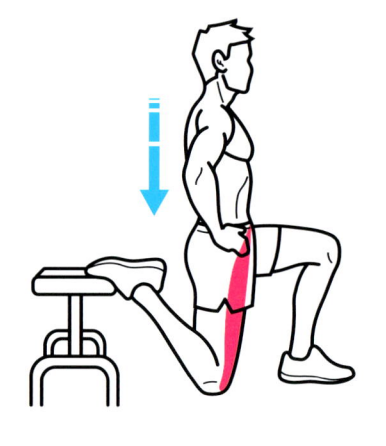
#48

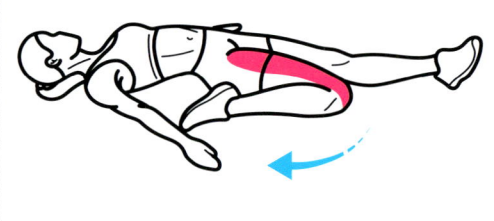
#49

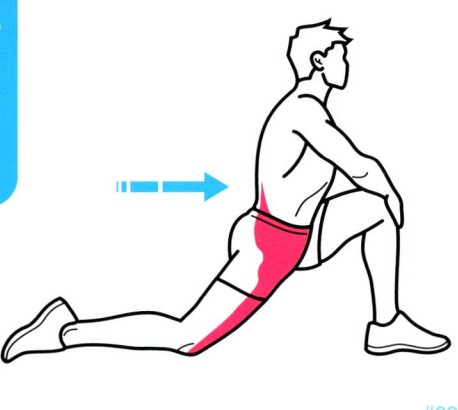
#39

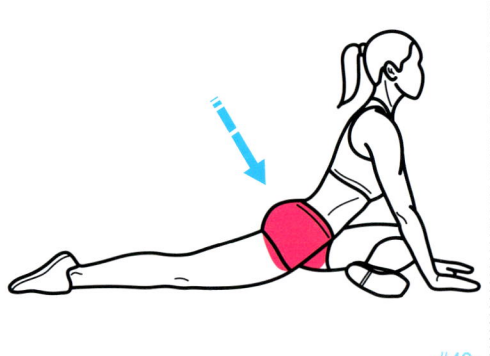
#40

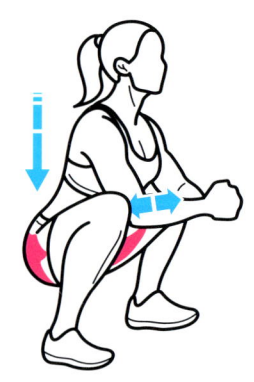
#35

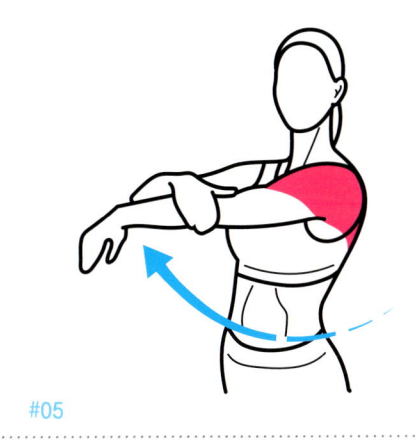
#05

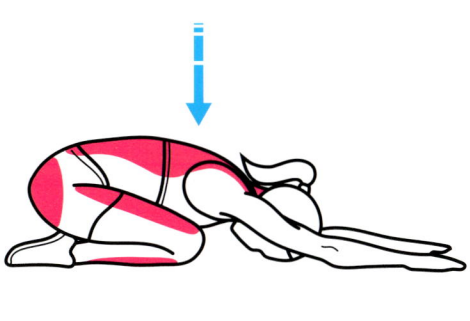
#38

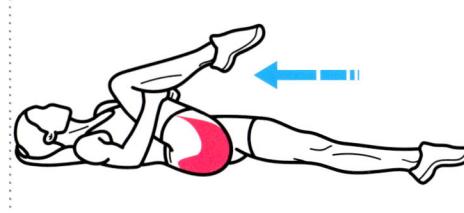
#51

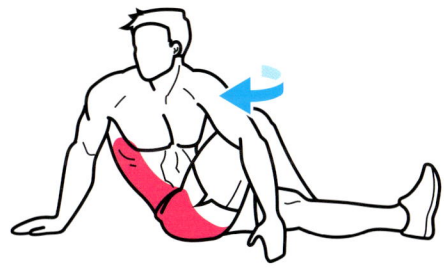
#33

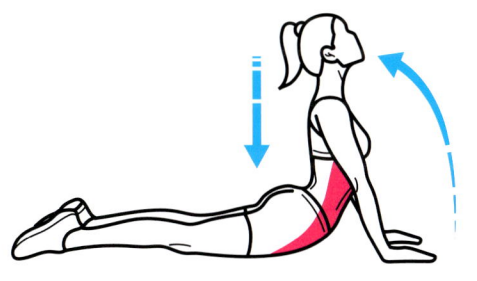
#23

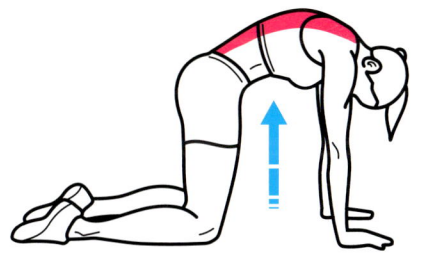
#19

숙면 유도하기

소화불량 개선

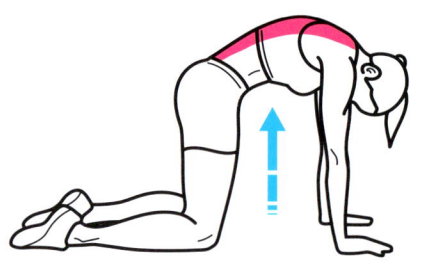
#19

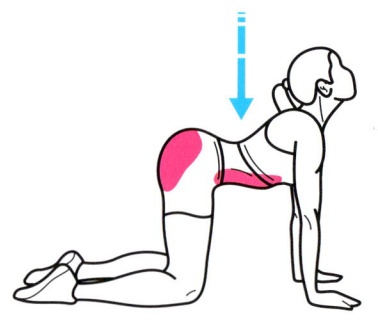
#22

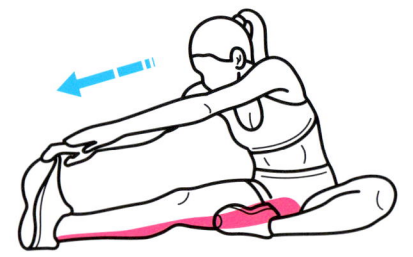
#55

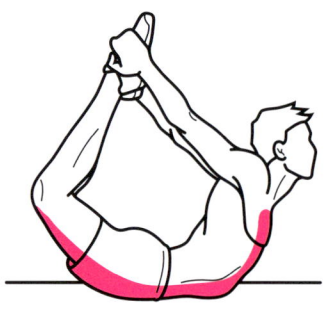
#25

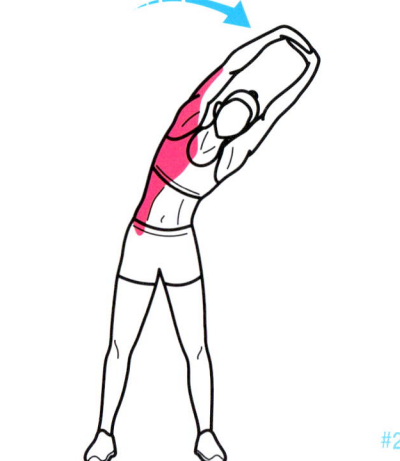
#28

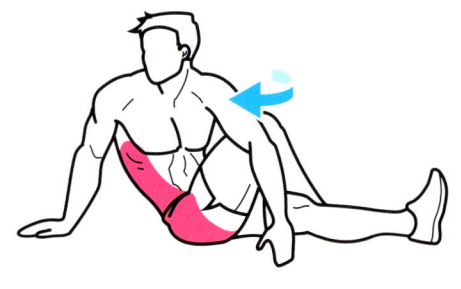
#33

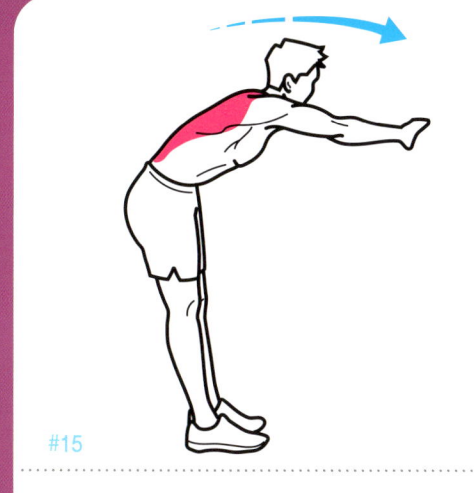
#15

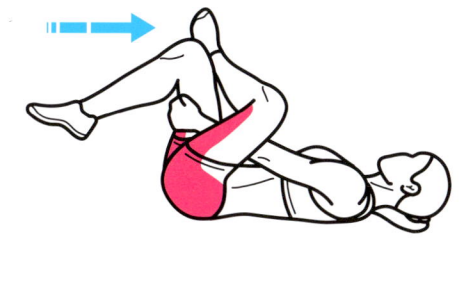
#41

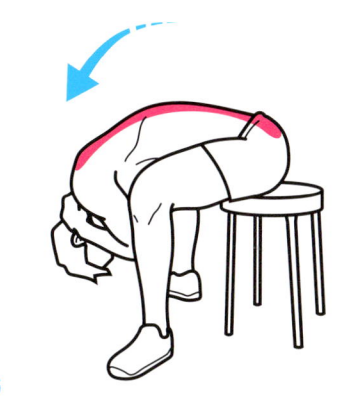
#16

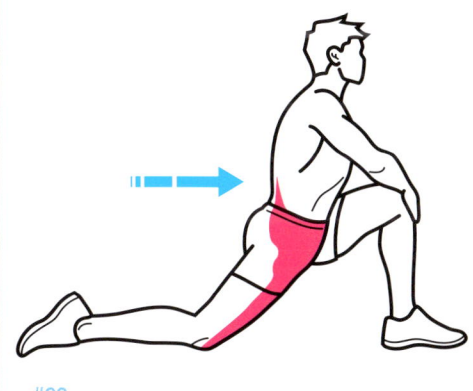
#39

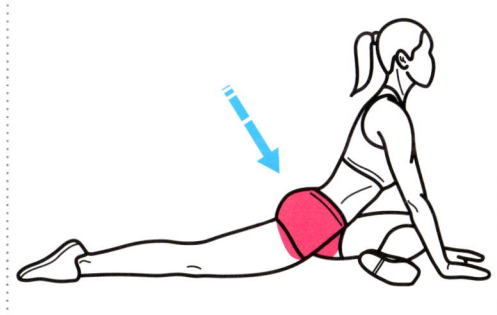
#40

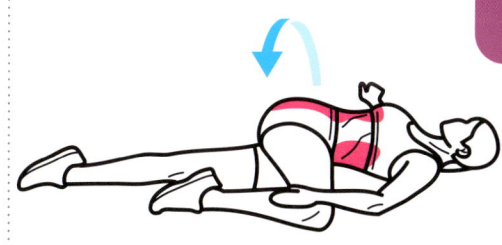
#34

허리 디스크 개선 I

허리 디스크 개선 II

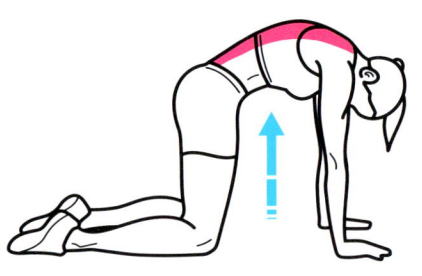
#19

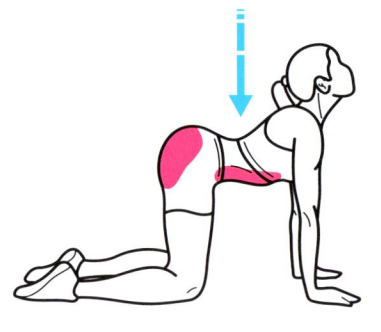
#22

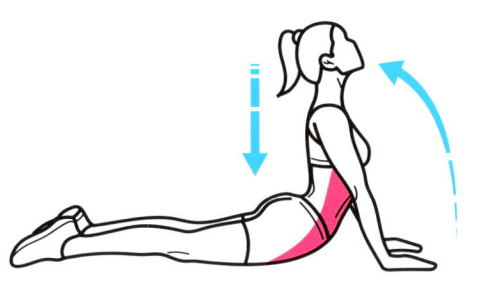
#23

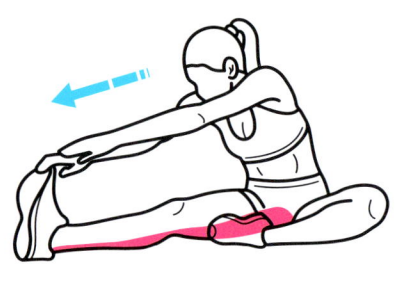
#55

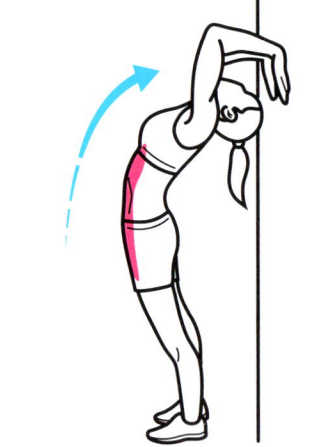
#26

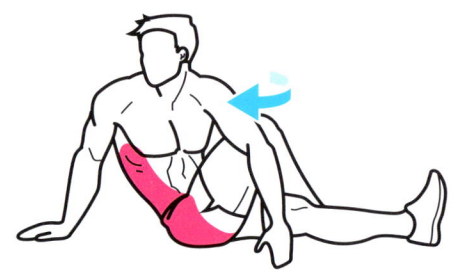
#33

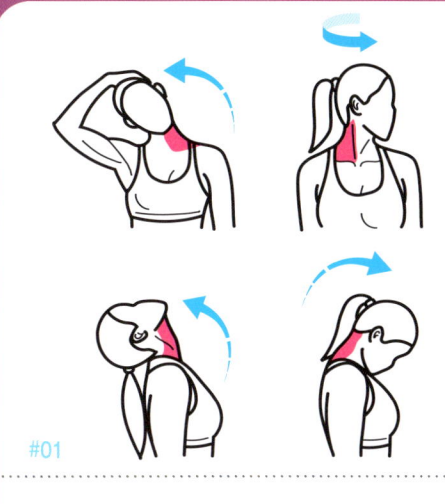
#01

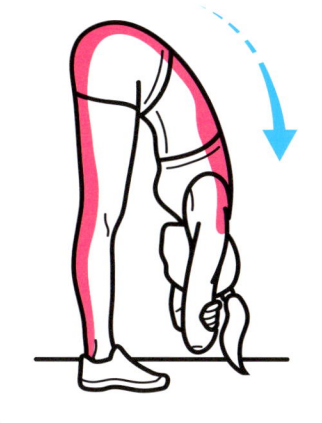
#53

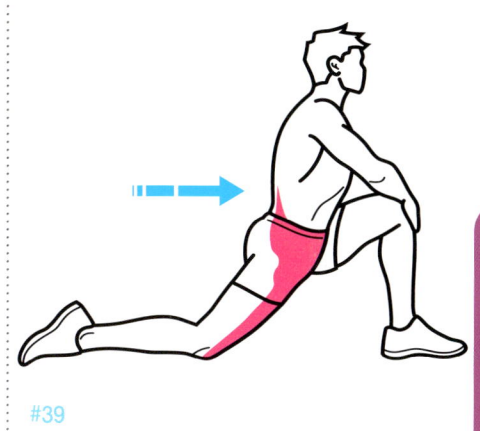
#39

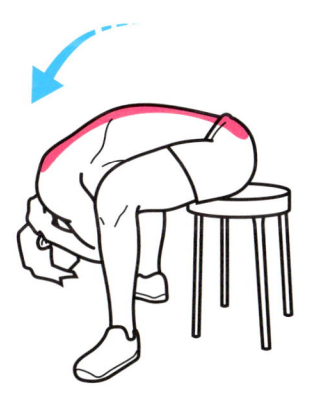
#16

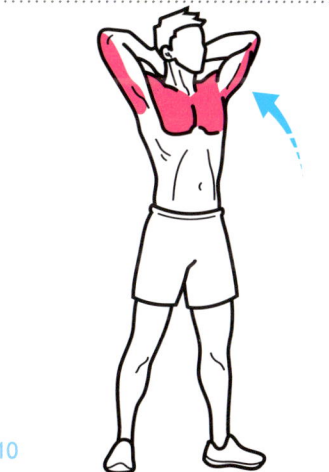
#10

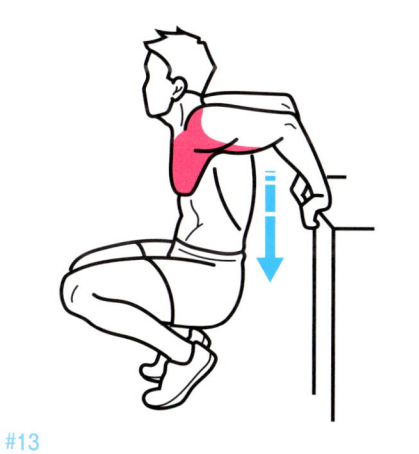
#13

식곤증 해소

아침 기상 직후

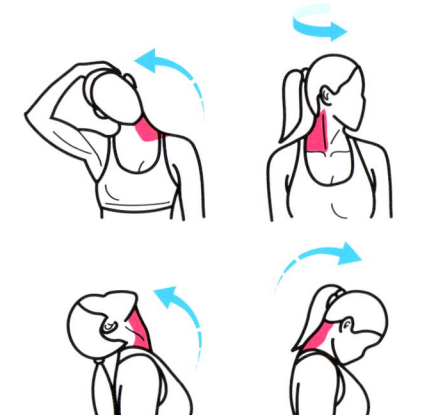
#01

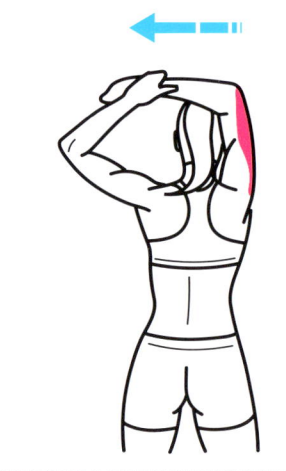
#09

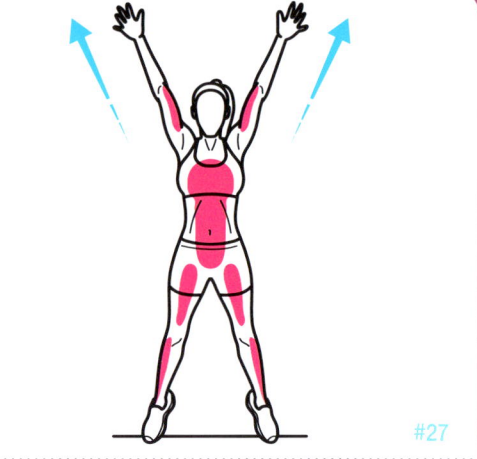
#27

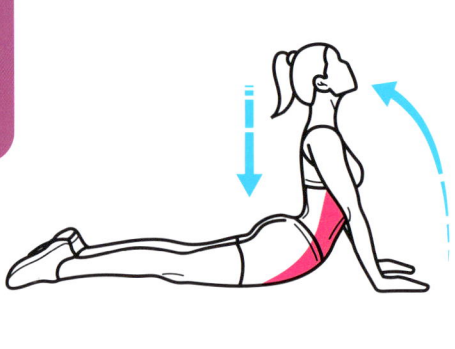
#23

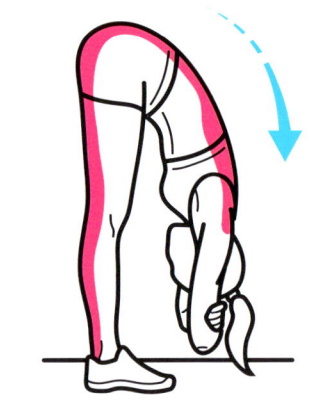
#53

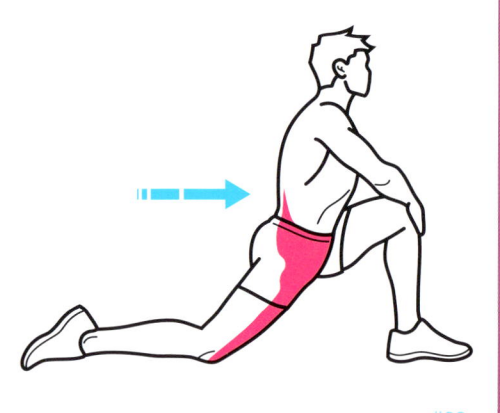
#39

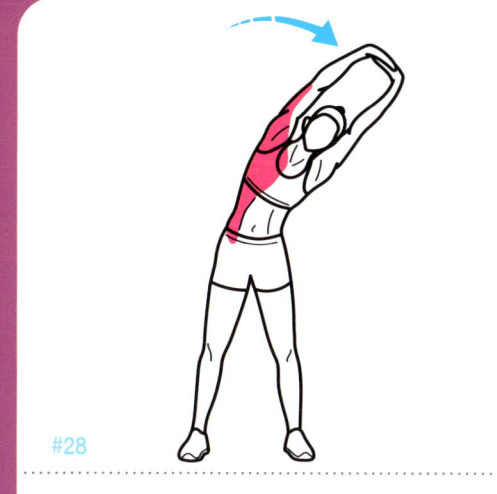
#28

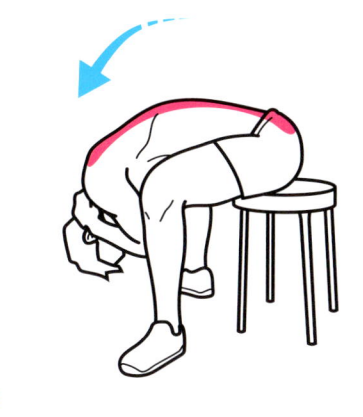
#16

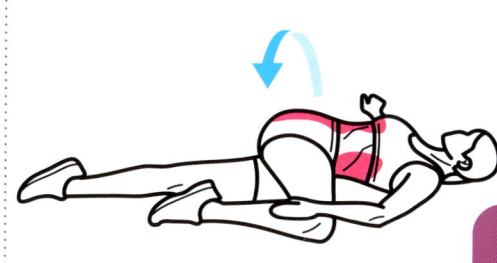
#34

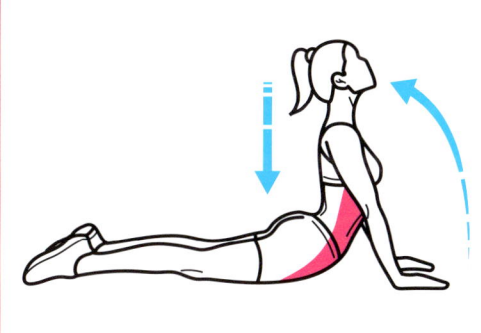
#23

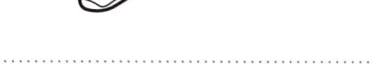

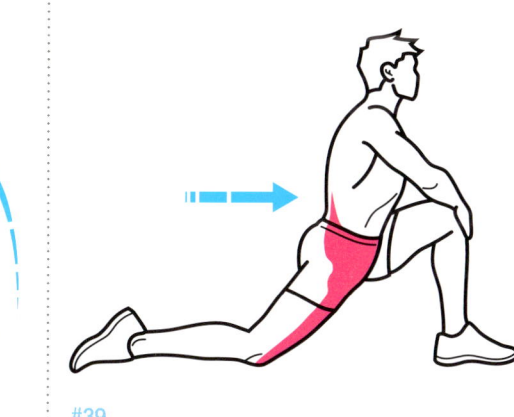
#39

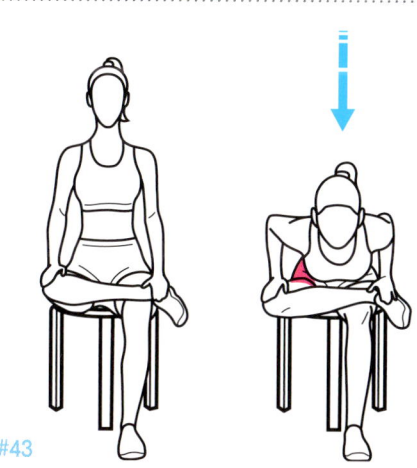
#43

허리 건강 지키기

운동 전후 —

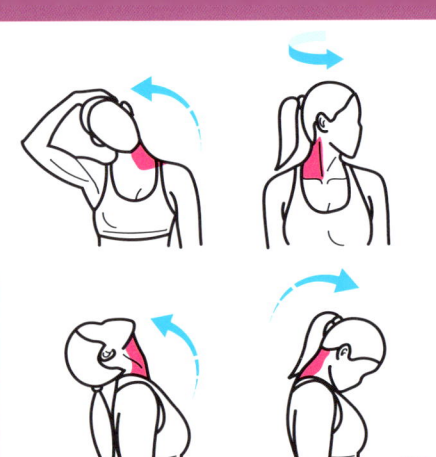
#01

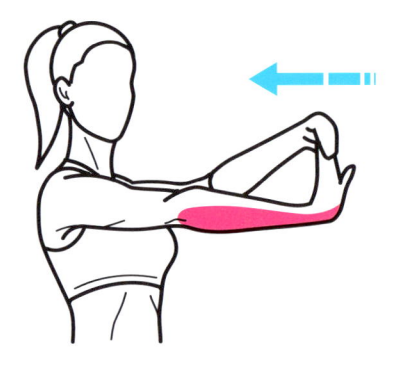
#03

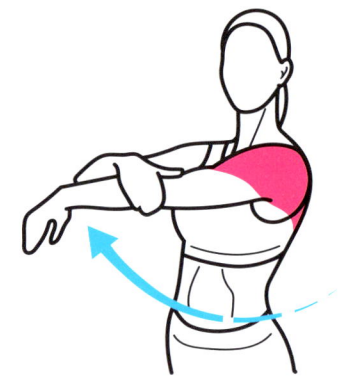
#05

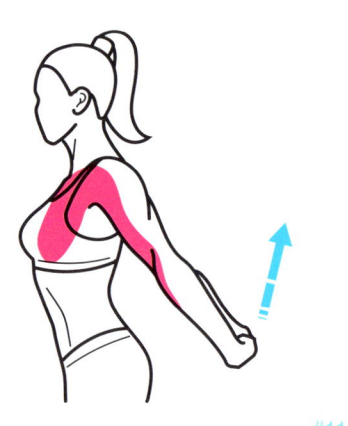
#11

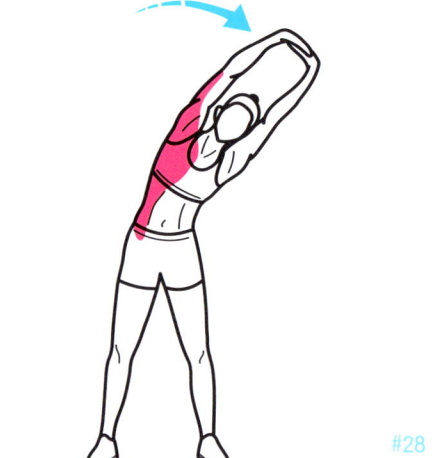
#28

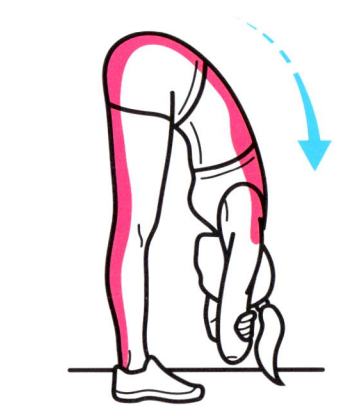
#53

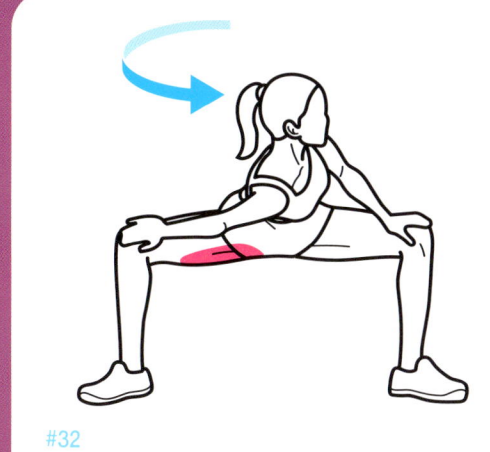
#32

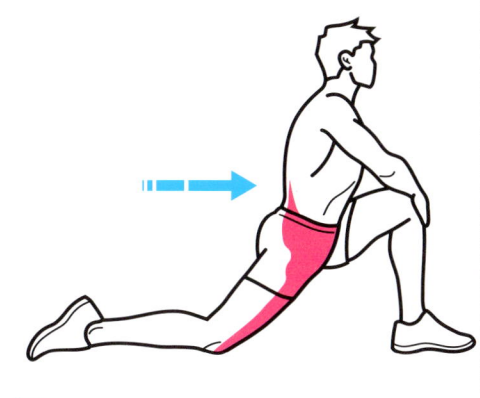
#39

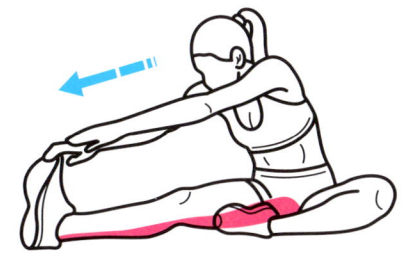
#55

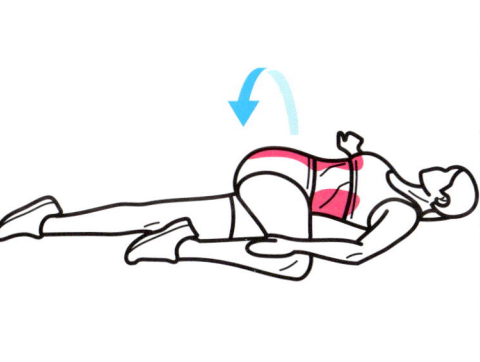
#34

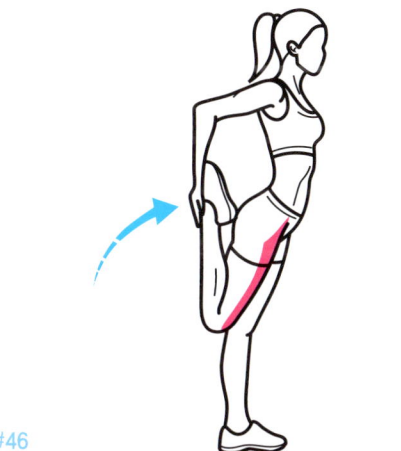
#46

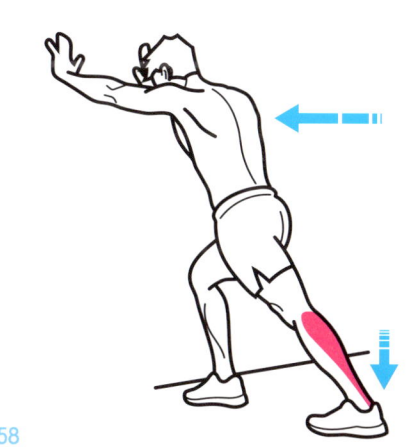
#58

운동 전후 II

부록

한눈에 여러 동작 보기

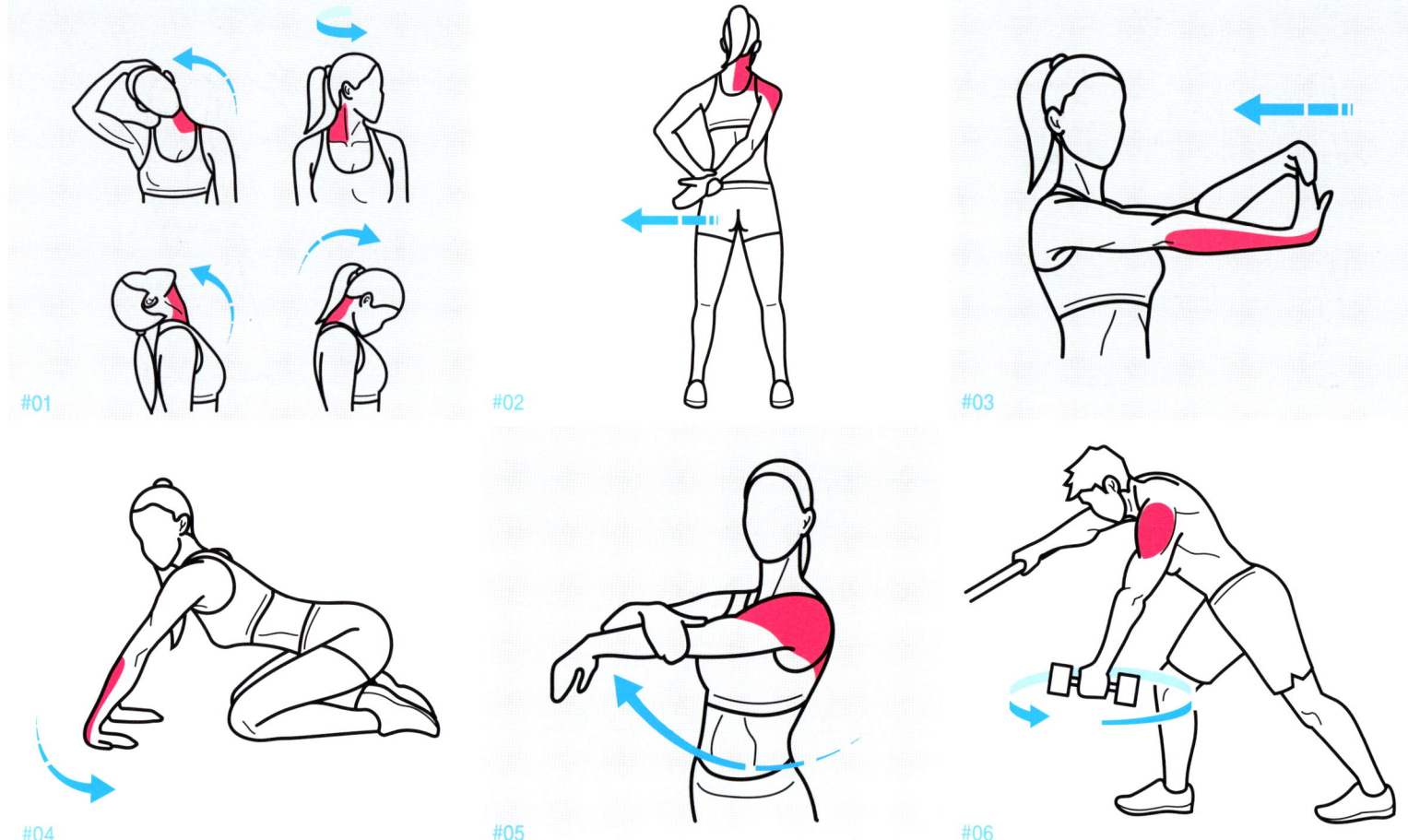

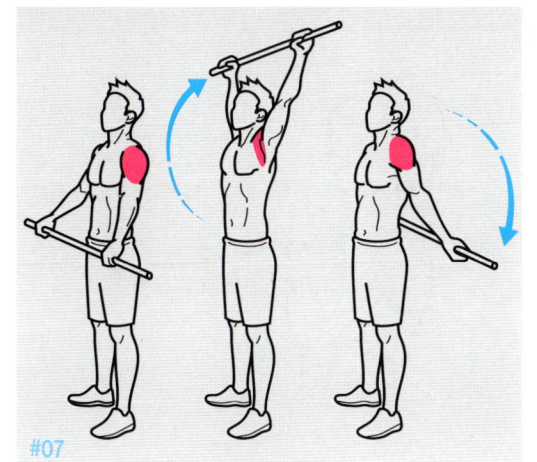

#07

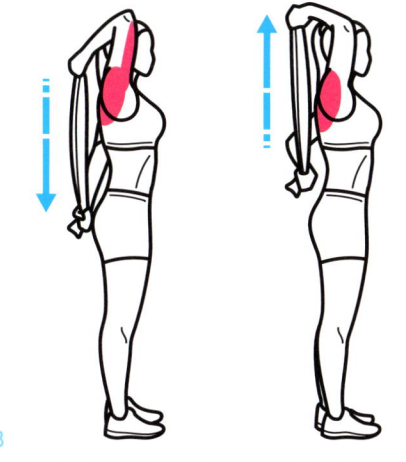

#08

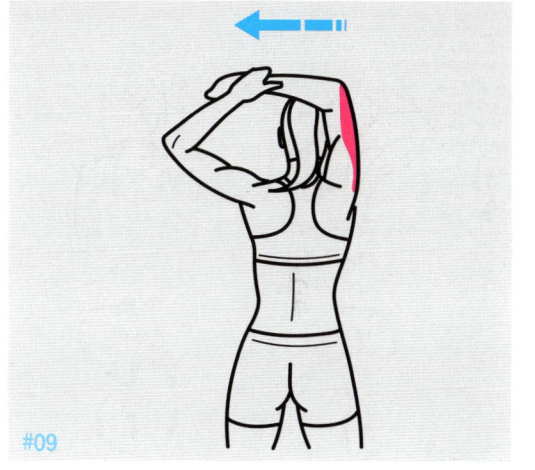

#09

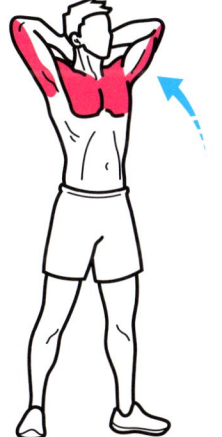

#10

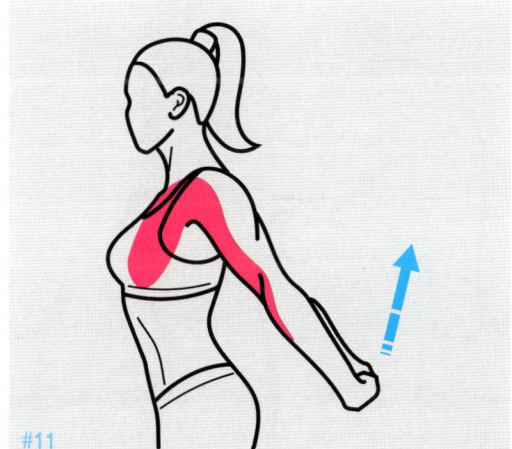

#11

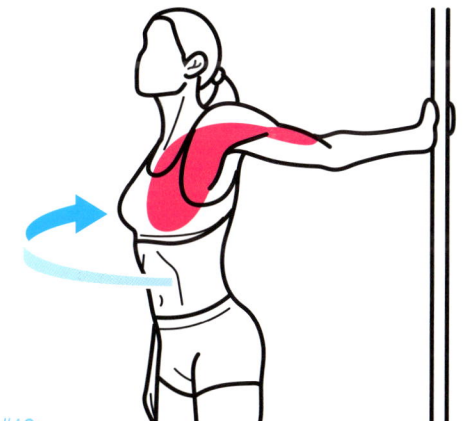

#12

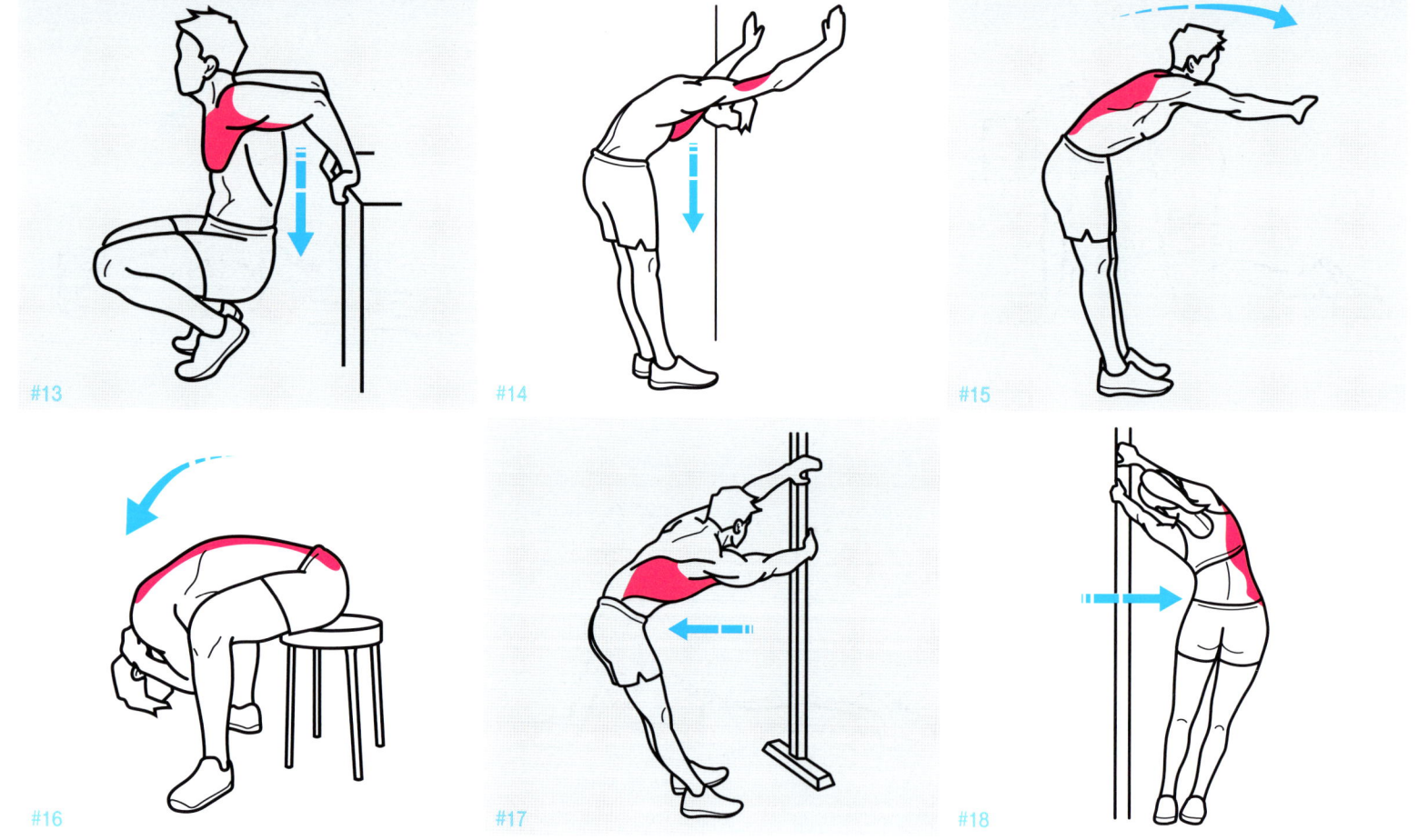

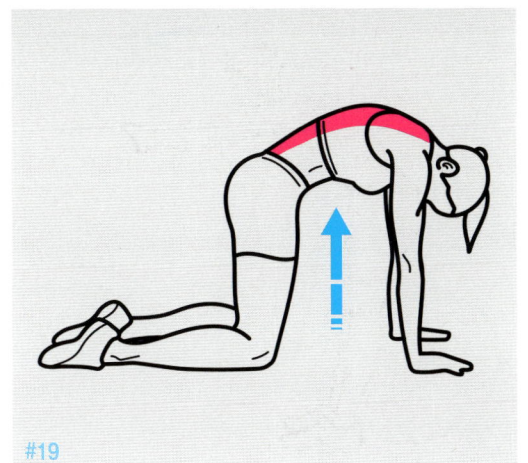

#19

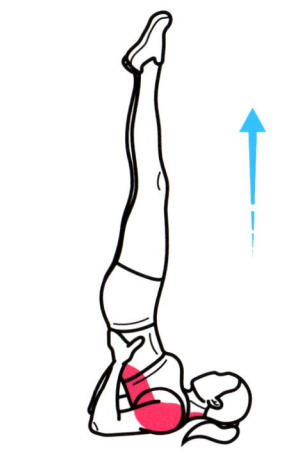

#20

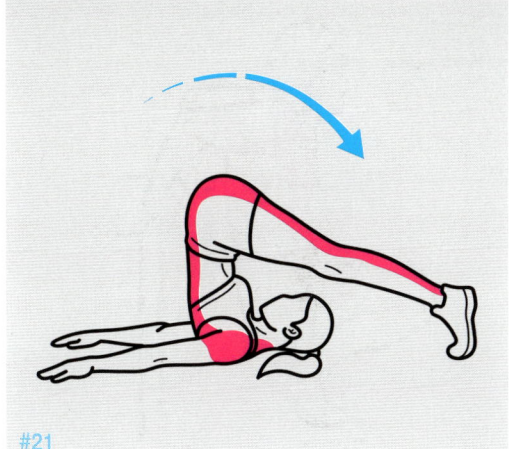

#21

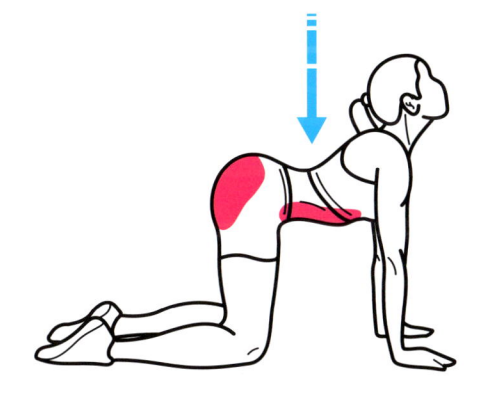

#22

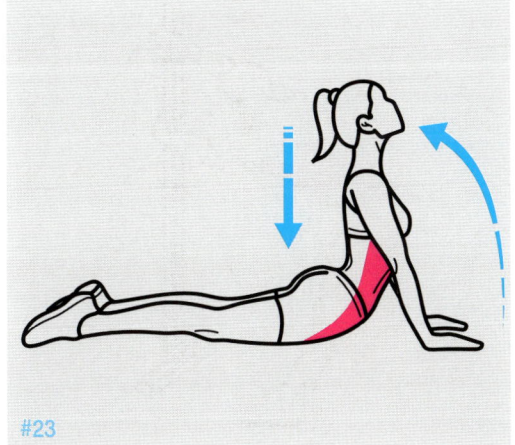

#23

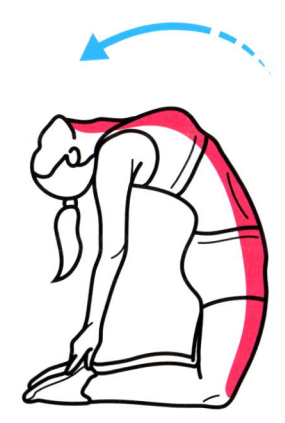

#24

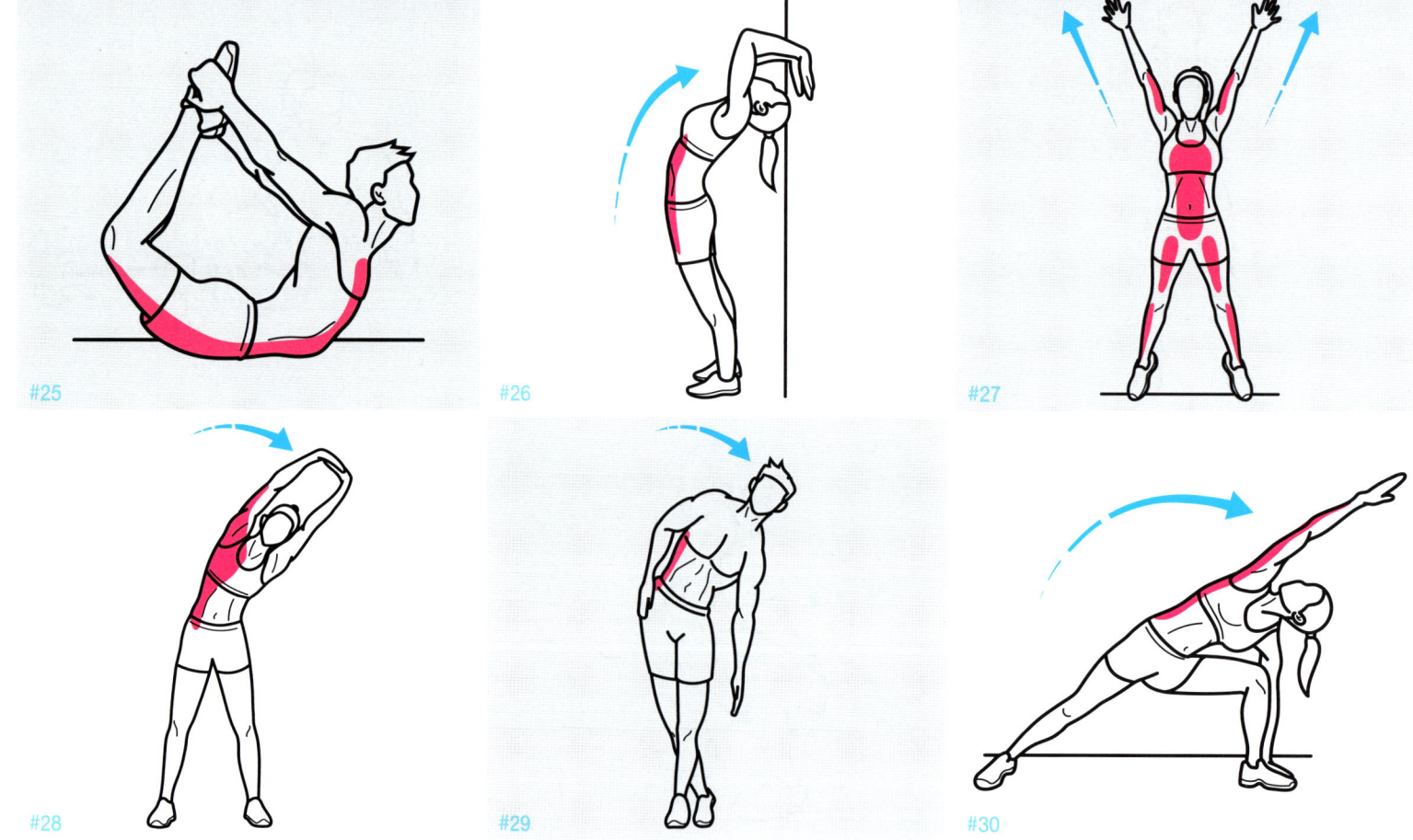

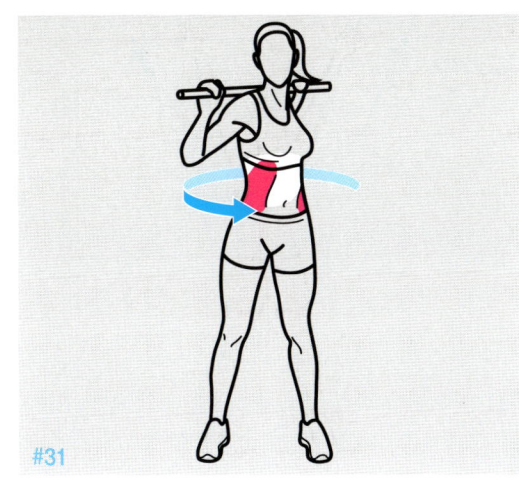
#31

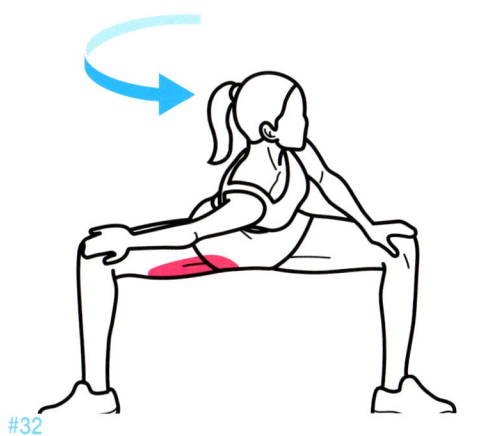
#32

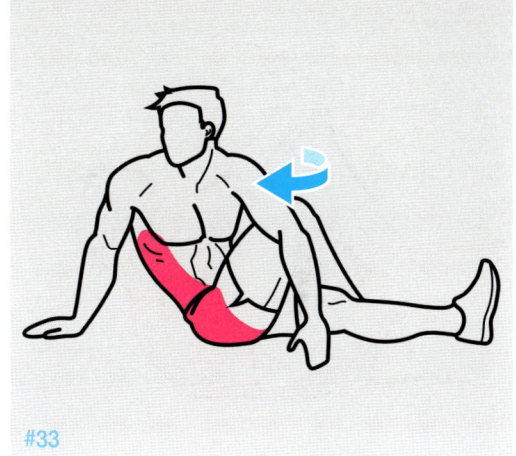
#33

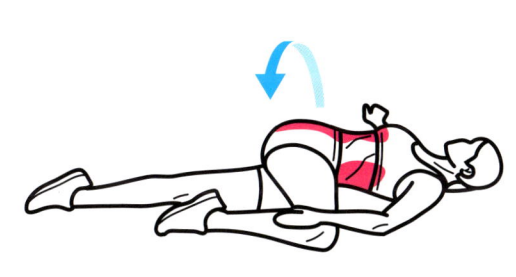
#34

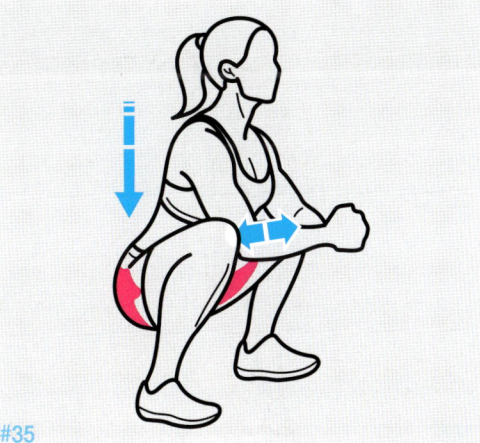
#35

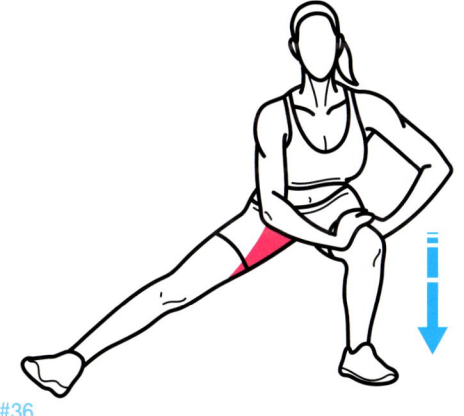
#36

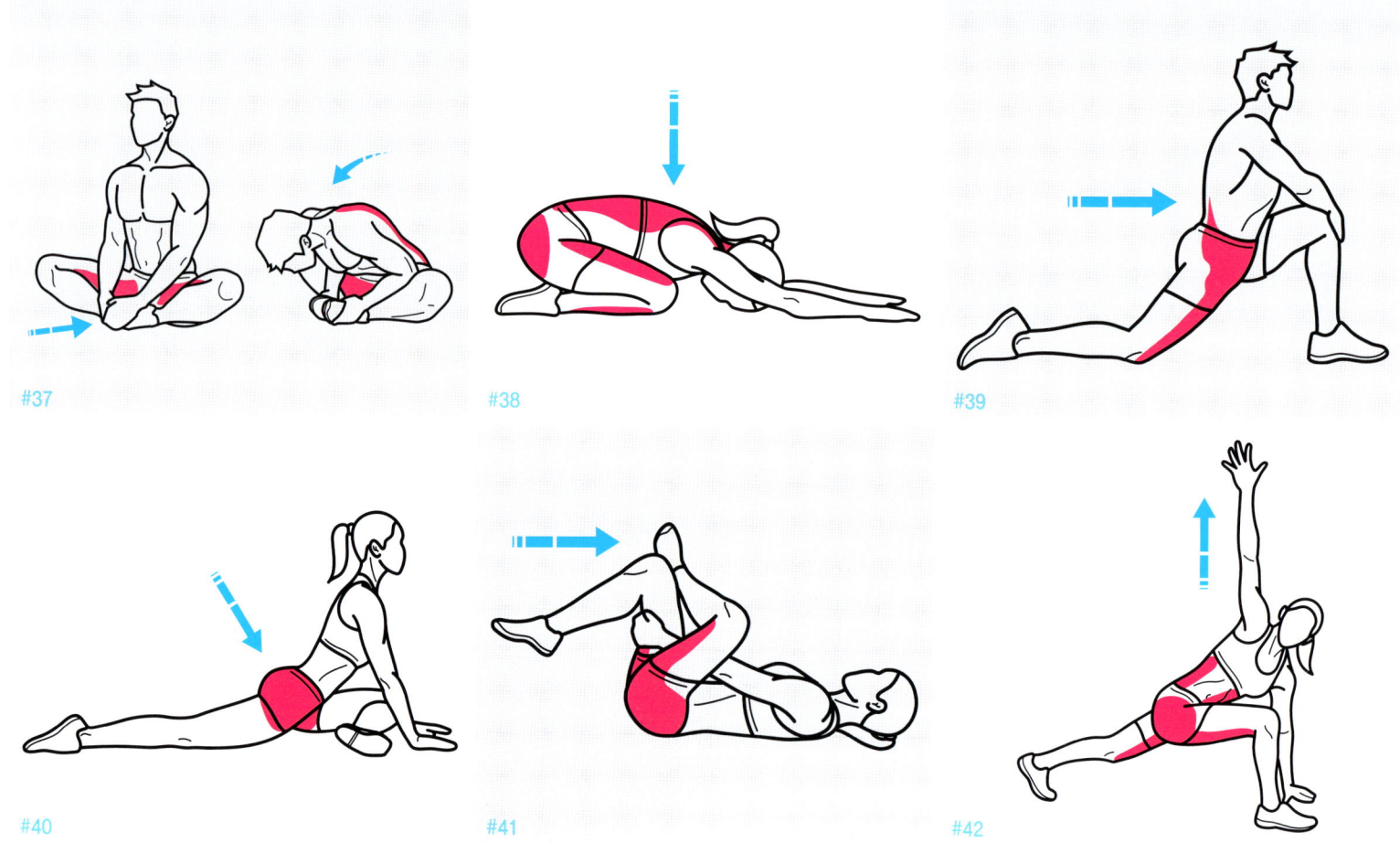

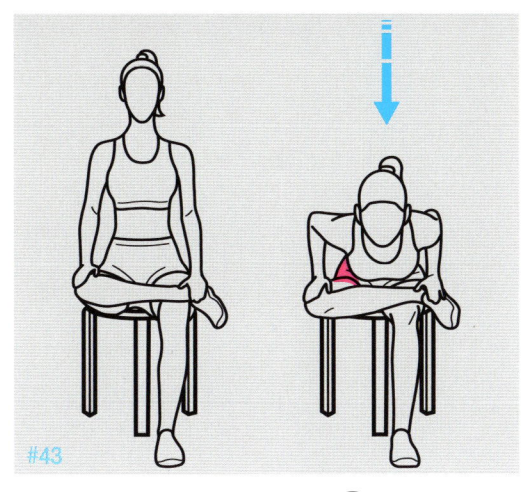

#43

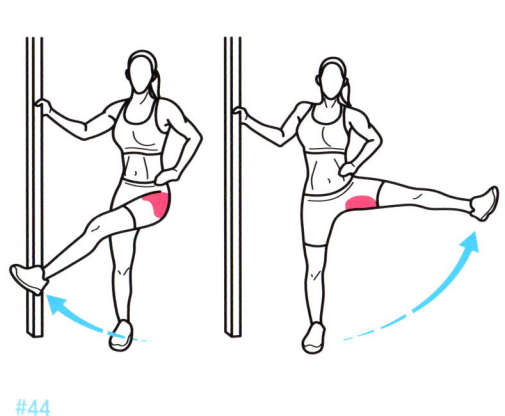

#44

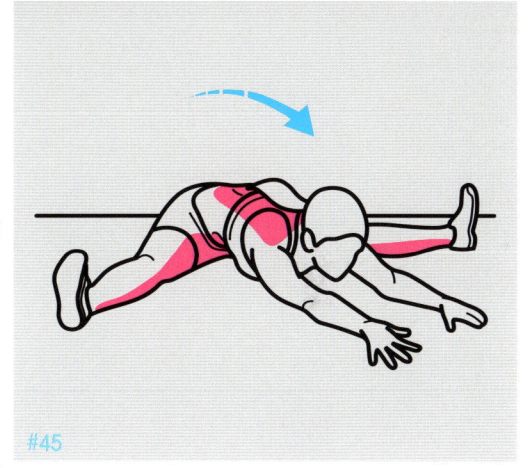

#45

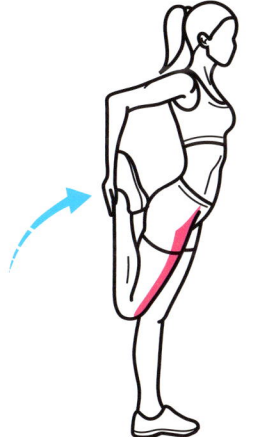

#46

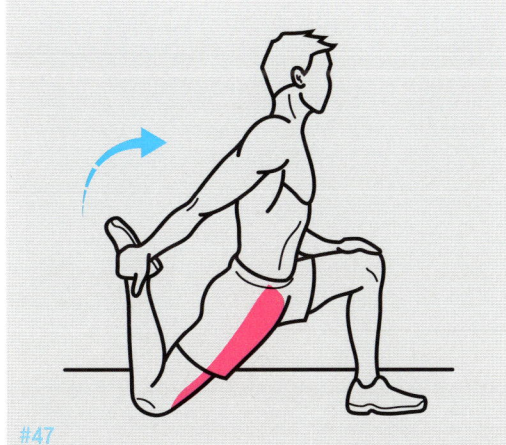

#47

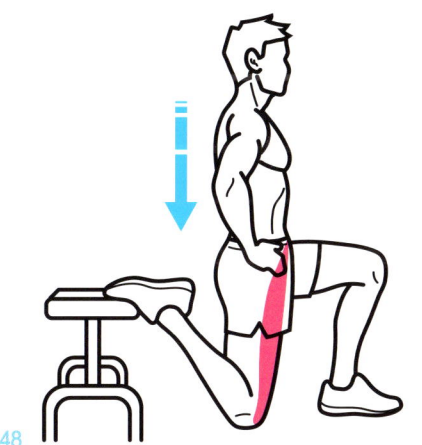

#48

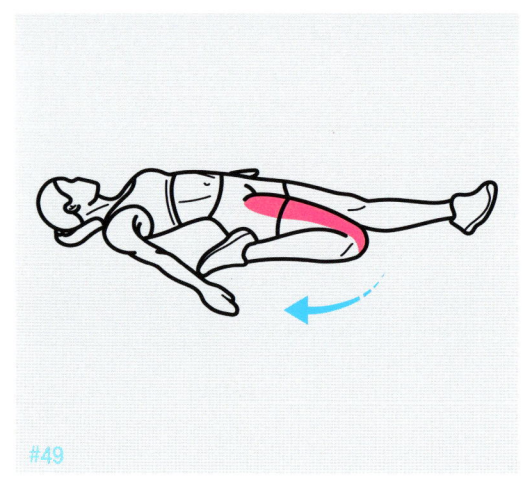

#49

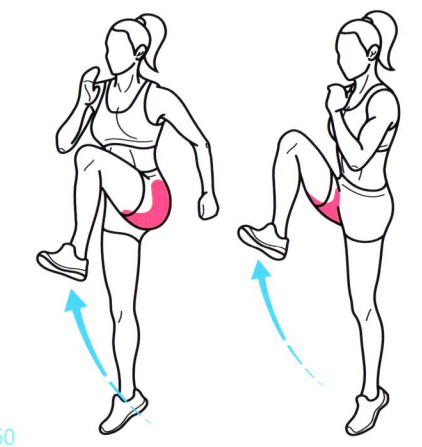

#50

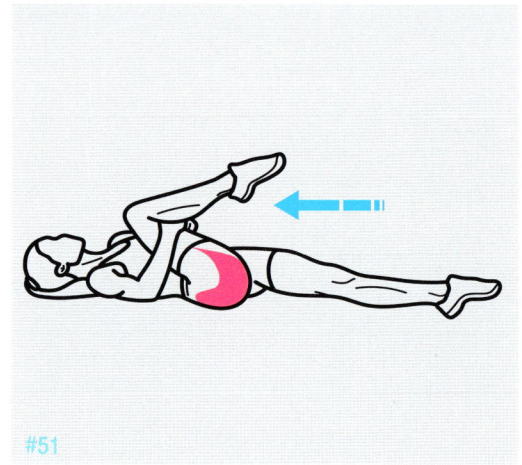

#51

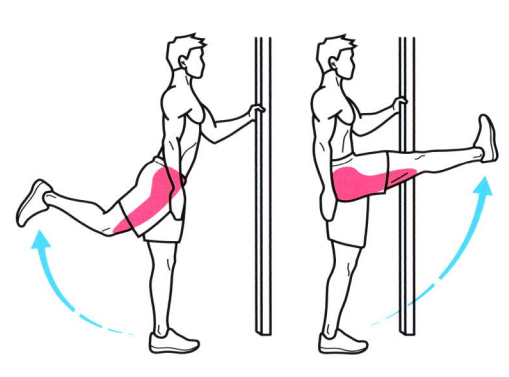

#52

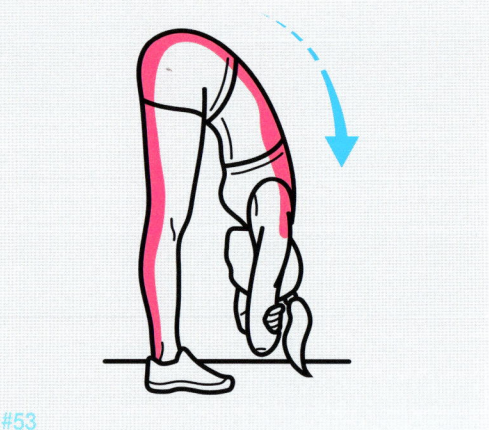

#53

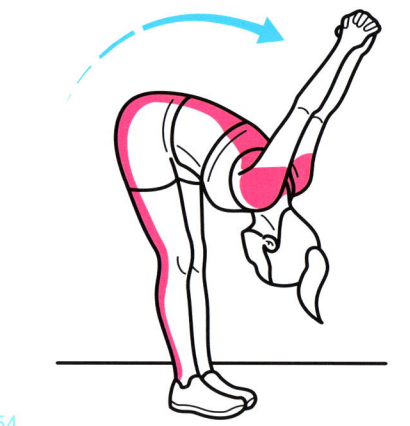

#54

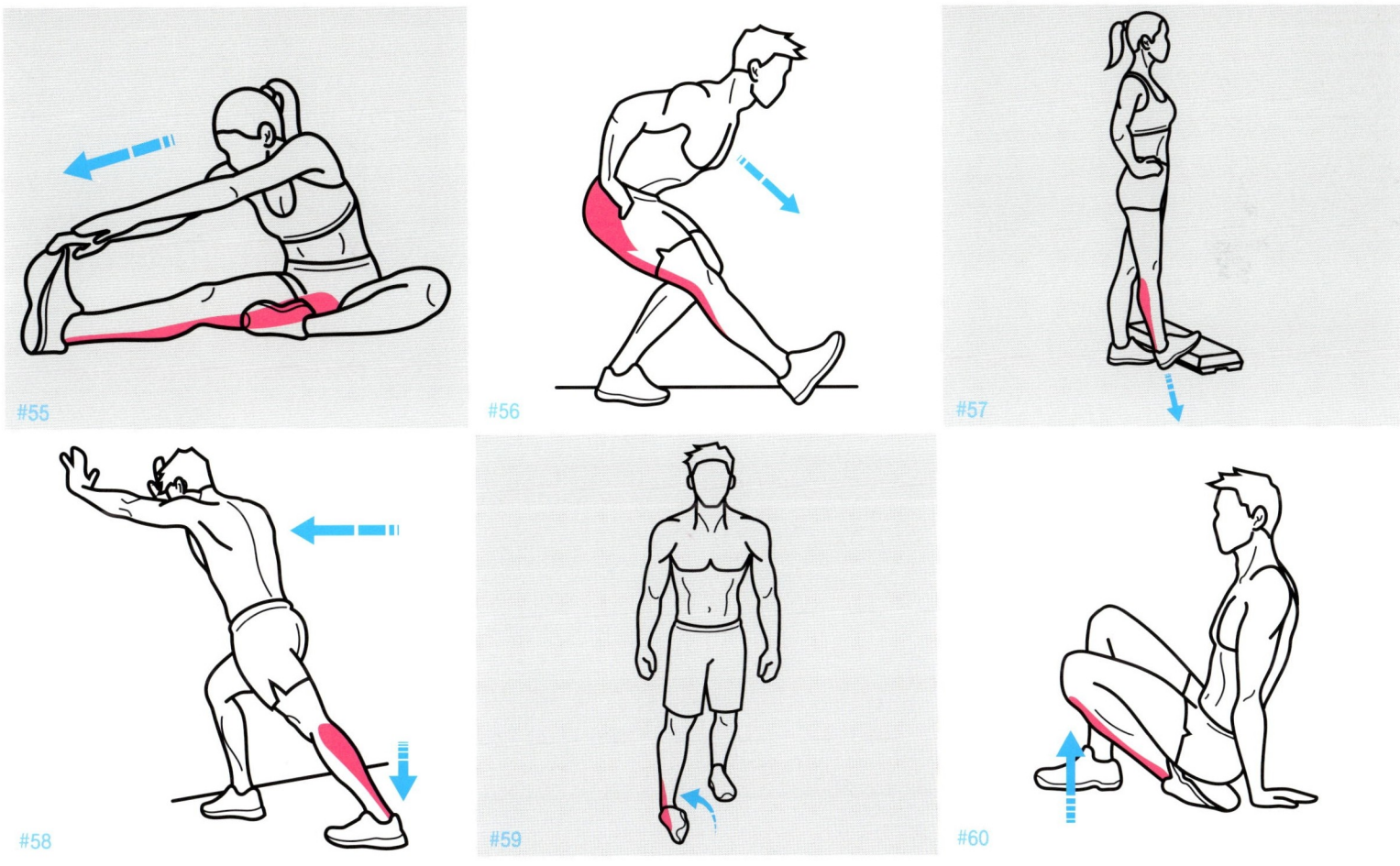

탁상용 스트레칭북 |개정판|

지은이 브레이니 피트니스 랩 | **감수** 피지컬갤러리 의학전문가 그룹 | **일러스트** 김은하 | **펴낸곳** 시간과공간사 | **펴낸이** 최훈일
출판등록 제2015-000085호(2009년 11월 27일) | **초판 1쇄 발행** 2025년 6월 5일
주소 (10594) 경기도 고양시 덕양구 통일로 140 삼송테크노밸리 A동 351호 | **전화번호** (02)325-8144 | **팩스번호** (02)325-8143 | **이메일** pyongdan@daum.net
ISBN 979-11-90818-37-7 (02690)

※ 이 책은 저작권법에 따라 보호받는 저작물이므로 무단 전재와 복제를 금지하며,
　이 책 내용의 전부 또는 일부를 사용하려면 반드시 저작권자와 시간과공간사의 서면 동의를 받아야 합니다.
※ 잘못된 책은 구입하신 곳에서 바꾸어 드립니다.
※ 책값은 뒤표지에 있습니다.